LA OSTEOPOROSIS SOLUCIONADA

© Adolfo Pérez Agustí

ISBN: 978-84-96319-05-9

ediciones masters@gmail.com

LA OSTEOPOROSIS SOLUCIONADA

Hay personas, especialmente mujeres, que asumen que del mismo modo que les llegarán las enfermedades de la vejez, les llegará la osteoporosis, una enfermedad inherente al paso de los años –dicen-. Su médico, para reafirmar su pensamiento negativo, le pondrá un tratamiento preventivo y curativo, pero le advertirá que no será ni lo uno ni lo otro. Solamente se minimizarán los síntomas, evitando que crezcan de manera ostentosa e insoportable. Su enfermedad es crónica, que es lo mismo que decir inevitable, para toda la vida y que, a pesar de ello, necesita medicación, precisamente la suya. Los huesos se deterioran –insisten-, como lo hacen las neuronas y la piel, y eso es inevitable e irrevertible.

Así que inmersa dentro de las denominadas eufemísticamente "enfermedades crónicas", la osteoporosis ha generado una cantidad ingente de enfermos /clientes que están desbordando todas las previsiones, además de las arcas de los laboratorios fabricantes de medicamentos.

Pero ¿cómo podemos dejar bien claro que no se trata de una enfermedad crónica, ni siquiera de una patología que comprometa la vida, sino sencillamente de algo solucionable? Pero a pesar de que le han dicho que la enfermedad es incurable, el paciente sale siempre de la consulta médica con un tratamiento médico que deberá consumir durante todo el resto de su vida ¿Si no tiene solución, por qué hay que medicarse? "Para prevenir las complicaciones -explican-, para evitar que avance con demasiada rapidez". Indudablemente las complicaciones aparecerán, pero será por esa medicación tomada fielmente durante años y años.

Sabemos que el hueso es un tejido vivo y en crecimiento, siempre. Que está hecho principalmente de colágeno, una proteína que proporciona un marco suave, y fosfato de calcio –entre otros muchos-, un mineral que agrega fuerza y endurece el marco.

Esta combinación de colágeno y calcio (más el agua y el sílice) hace que el hueso sea flexible y fuerte, lo que a su vez ayuda al hueso a resistir el estrés, y ahora nos referimos al estrés físico. Más del 99 por ciento del calcio del cuerpo está contenido en los huesos y los dientes, pero contenido no quiere decir en exclusiva. También hay un 1 por ciento restante que se encuentra libremente en la sangre.

Durante toda la vida, se extrae hueso viejo (resorción) y se agrega hueso nuevo al esqueleto (formación). Durante la niñez y la adolescencia, el hueso nuevo se agrega más rápido que el hueso viejo y, como resultado, los huesos se vuelven más grandes, más pesados y más densos. La formación ósea supera la resorción hasta que se alcanza la masa ósea máxima (densidad ósea máxima y fuerza) alrededor de los 30 años y pasado ese tiempo, en muchas personas la resorción ósea comienza a exceder la formación ósea.

Para las mujeres, la pérdida ósea es más rápida en los primeros años después de la menopausia, y continúa en los años posmenopáusicos. La osteoporosis, que afecta principalmente a las mujeres pero también puede afectar a los hombres, se desarrollará cuando la resorción ósea se produzca demasiado rápido o cuando el reemplazo se produzca demasiado lentamente.

Parece ser que nos encontramos ante una enfermedad que es solamente un proceso de la involución, del mismo modo que lo son la pérdida de la memoria, el pelo cano, la disminución de la agudeza visual y la disminución auditiva. Una vez instaurada paulatinamente en el organismo parece hacerlo de forma definitiva, pero esta es una conclusión errónea que trataremos en este libro. La osteoporosis, aunque es un proceso habitual en el camino al envejecimiento, se parece demasiado a otras enfermedades óseas como la osteomalacia, el raquitismo y la osteopenia, pero mientras éstas responden bien a una medicación sabiamente administrada, la osteoporosis se resiste a desaparecer con la terapia química habitual. Los médicos, por supuesto, saben y avisan que no tiene cura y que la "descalcificación" (término incorrecto, puesto que los huesos no se descalcifican), llegará inevitablemente. La pregunta es de nuevo la misma: Si no tiene cura ¿para qué medicarse? En este caso suelen responder que sin tratamiento volverá a manifestarse y avanzará rápidamente, algo que no podrán evitar –aunque sí agudizar- con esa equivocada costumbre de administrar calcio y recomendar el consumo de lácteos.

Cuando el enfermo sea sometido a las rutinarias pruebas de la Densitometría Ósea (DO) o Rastreo de la Densidad Ósea, así como una absorciometría de rayos x de energía doble (DEXA), comprobará desilusionado que todo ese tratamiento apenas está haciendo efecto y que sus huesos pierden de forma tenaz el preciado mineral que creen necesitar. "¿Qué quiere usted? -le dirá el médico un poco enfadado-, con los años que tiene es lógico que le ocurran estas cosas". ¿Entonces –preguntará, dócil el enfermo-, ya no tengo que tomar la medicación? "Sí, por supuesto. No deje de tomarla porque entonces será peor". ¿Y no hay nada más que se pueda hacer? "Yo no sé hacer milagros, así que resignación –le responderá con sarcasmo científico".

CAPÍTULO 1

DEFINICIÓN Y CAUSAS

La osteoporosis consiste en la disminución generalizada y progresiva de la masa ósea en ciertas zonas (es decir, reducción de la cantidad de hueso), que provoca una disminución de la resistencia del esqueleto, a pesar de que la proporción de elementos minerales (entre ellos el calcio) y otras sustancias orgánicas estén inalteradas en el hueso restante, morfológicamente normal. La resorción ósea (proceso por el cual los osteoclastos eliminan tejido óseo liberando minerales, [1]resultando en una transferencia de ion calcio desde la matriz ósea a la sangre) está aumentada y la formación ósea parece normal, pero el proceso es defectuoso y origina la enfermedad. La mayor proporción de pérdida de hueso trabecular (el espacio donde está la médula ósea) en relación con el compacto, justifica las principales complicaciones de esta enfermedad; es decir, la compresión vertical o las fracturas por aplastamiento de las vértebras (compuestas principalmente de hueso trabecular) y las fracturas del cuello del fémur y del extremo distal del radio, compuestos tanto de hueso cortical (compacto) como trabecular. En la orina se detectan niveles altos de una sustancia denominada hidroxiprolina, sin cuya presencia no se podría hablar de osteoporosis.

Aunque es una enfermedad característica de los ancianos y, especialmente, de las mujeres en la menopausia, también se produce durante el curso de las enfermedades debilitantes y, con mucha frecuencia, durante el reposo prolongado en cama. Las personas que llevan una vida sedentaria suelen notarla a partir de los 35 años de edad.

En resumen, la osteoporosis, por decirlo de un modo más sencillo y concreto, es una enfermedad caracterizada por la disminución de la masa ósea en la cual el hueso se vuelve más poroso y, por lo tanto, más frágil, existiendo una gran facilidad para desarrollar fracturas. Y es que la densidad de la masa ósea varía a lo largo de la vida de una persona, aumentando durante el período de crecimiento, alcanzando su valor máximo hacia los 30 años, e iniciándose desde entonces la pérdida de masa ósea hasta la edad de 90 años aproximadamente, momento en la que se estabiliza aunque no se regenera totalmente. En la osteoporosis también hay una reducción de la resistencia del esqueleto y aunque la reabsorción del calcio parece normal, la formación del hueso no se realiza. Por ese motivo, la administración preventiva o suplementaria de calcio inorgánico no da resultados positivos. Y si no hay carencia de calcio ¿por qué se administra en dosis altas?

Causas

El cuerpo está constantemente creando hueso nuevo y descomponiendo (resorbiendo) el hueso viejo. Cuando se es joven, este proceso sucede rápidamente y se construye más hueso del que se pierde, así que se construye masa ósea. Después de los 30 años, el cuerpo continúa haciendo hueso nuevo, pero más lentamente, causando que pierda más hueso de lo que se construye. La cantidad de hueso que se tiene en los 30s ayuda a determinar el riesgo de desarrollar osteoporosis más tarde. Esa es la razón por la cual se establece que la osteoporosis comienza a desarrollarse muy pronto. Para las mujeres, la pérdida ósea aumenta significativamente en la menopausia, cuando los niveles de estrógeno bajan, sin que exista realmente una causa directa, puesto que los estrógenos no contribuyen decisivamente a la formación del hueso, aunque sí en la síntesis del calcio.

Podríamos creer que es una enfermedad que se declara por cumplir años, pero ahora sabemos que se debe a varios factores, pudiéndose asegurar que se gesta en la juventud, como la mayoría de las enfermedades crónicas. Por ello, intentar detener esta enfermedad una vez que se ha instaurado es difícil si el enfermo ha llevado una vida inadecuada desde hace años, aunque hay muchas cosas que podemos hacer para detenerla y mejorarla. Puesto que de nada sirve reprocharnos por los desaciertos juveniles en materia de salud, lo mejor que podemos hacer es trabajar intensamente para corregirlos, al menos en parte.

La génesis de la osteoporosis probablemente depende de varios factores, entre los que destacan la insuficiencia para desarrollar masa ósea adecuada durante la vida adulta joven; la acentuación de la pérdida ósea relacionada con la edad; la sensibilidad aumentada a la hormona paratiroidea endógena (la que produce la glándula); la defectuosa absorción intestinal de calcio, fósforo y otros minerales, y la menopausia. Otros factores ambientales posibles son el tabaco (disminuye la cantidad de estrógenos), el consumo excesivo de alcohol (dificulta la absorción de minerales) y, especialmente, la falta de ejercicio. Siendo una enfermedad más frecuente en la mujer que en el varón (aunque es rara en las premenopáusicas), ello ha llevado a la conclusión de que tiene un componente hormonal (en los hombres coincide con una disminución de la testosterona), pero no es el único. También es más frecuente en los individuos de raza blanca más que en los de raza negra, pero posiblemente no sea debido al color de la piel, sino al modo de vida desde la niñez.

Hay también otra osteoporosis, llamada secundaria, que puede estar producida por varios trastornos médicos, siendo los más frecuentes el hipercortisonismo (exceso de cortisona), el hipogonadismo (genitales poco desarrollados), el mieloma múltiple (cáncer de la médula ósea) y la gastrectomía subtotal (eliminación quirúrgica de una zona del aparato digestivo). También aparece en el síndrome de Cushing (enfermedad glandular), el hipertiroidismo (exceso de función de la glándula tiroides), hiperparatiroidismo (exceso de función de la glándula paratiroide), inmovilización por enfermedad o traumatismo, y los cánceres de hueso.

Las mujeres blancas, mucho más que los varones, en especial aquellas con un antecedente familiar de osteoporosis, tienen mayor riesgo de desarrollar la enfermedad. Asimismo, también aparece de forma alarmante en quienes han realizado regímenes de adelgazamiento repetidamente durante su vida, pues ello conlleva a una carencia de nutrientes continuados y un bajo peso unido a una pérdida de la masa muscular. Es inútil resaltar que son las mujeres quienes, de forma voluntaria, limitan la ingesta de alimentos durante casi toda su vida, pues asocian delgadez con belleza y salud, concepto que la industria de la moda y las clínicas de restauración corporal insisten en promocionar. Los huesos, insistimos, no se deterioran a partir de los 50 años de edad; ese es un proceso que comienza en la juventud a causa de multitud de errores.

Las cifras nos indican que ya antes de los 50 años de edad un 20% de las mujeres presentan riego de osteoporosis, aunque solamente el 30% de ellas tienen osteopenia (baja densidad ósea anormal) que puede finalmente derivar en osteoporosis si no se trata. De estas cifras, solamente 7-8 de cada cien mujeres sufrirán una fractura de cadera, fémur, muñeca o vértebra. Bien, estos datos nos llevan a una cifra muy pequeña de mujeres con riesgo real de padecer osteoporosis y sus complicaciones, lo que no justifica el que casi la totalidad de las mujeres menopáusicas reciban –preventivamente-su dosis diaria de calcio y calcitonina. Pero aunque la cifra sea pequeña ¿por qué no mirar a quienes no la padece? ¿Por qué no ponerse en la fila de las privilegiadas?

Como veremos repetidamente a lo largo de este libro, la causa más frecuente es la inactividad física o la monotonía en los movimientos corporales, por lo que si usted ha pensado que tomándose unas pastillas de calcio al día solucionarán su problema, está equivocada. Las enfermedades requieren esfuerzo y constancia para curarse, y no del médico, sino suyo. Si está empeñada en seguir siendo sedentaria, consumir alimentos cárnicos, tomar corticoides para su "reuma", hacer dietas de adelgazamiento y no salir a pasear en las soleadas mañanas del invierno, sepa que su enfermedad avanzará rápidamente.

La Medicina Tradicional China, sin embargo, tiene sus propias conclusiones y explica que el miedo afecta a la energía del Riñón y la Vejiga (elemento Agua) y que al regir éste los huesos, sufren las consecuencias del miedo. Asimismo, el exceso de sabor dulce exacerba al Estómago (Elemento Tierra) y el exceso de éste debilita al Riñón y con esto a los huesos.

El miedo, al igual que el estrés, produce y es producido por una importante secreción de adrenalina y corticoides. Esto puede causar, sobre todo si es crónico, gastritis y úlceras por estrés o cuando menos, acidez gástrica, así como osteoporosis. Otros factores como los dulces refinados, se suman para provocar esto. Para evitarlo, sales alcalinas de calcio y fósforo son robadas de los huesos, sobre todo y secundariamente de otros lugares, para compensar esa acidez y evitar una hemorragia digestiva o una perforación del estómago.

Por último y no menos importante, es la acción del colágeno sobre la calidad de hueso, un elemento que permite que los minerales se fijen en el hueso, en lugar de salir. Posiblemente la osteoporosis está tanto o más relacionada con la degradación del colágeno óseo que con un déficit de sales fosfato /cálcicas en la dieta.

Evolución

Hay un momento en la vida en la cual alcanzamos el valor máximo de masa ósea del esqueleto, quizá a los 35 años, edad a partir de la cual comienza una pérdida natural durante el resto de la vida. En muchos casos esta pérdida es muy lenta y gradual, no apareciendo los síntomas hasta que la enfermedad está avanzada; y en ocasiones nunca. No obstante, se ha comprobado que las personas que realizan una actividad deportiva racional durante toda su vida no suelen padecer osteoporosis, al menos ni con la misma frecuencia, ni con la misma intensidad, lo que nos lleva a pensar en que los huesos poseen cierta apetencia de calcio y minerales que solamente puede activarse mediante el ejercicio. Sería como una memoria interna que se pierde por falta de uso.

Es importante señalar e insistir en que la osteoporosis no se inicia por falta de calcio en la dieta, puesto que de ser así deberíamos admitir que todas las personas afectadas han dejado de consumir productos lácteos bruscamente, lo que no es cierto. Se inicia por un exceso de ácido en la dieta que causa que el cuerpo utilice el calcio del esqueleto para otras cuestiones (entre ellas lograr la contracción muscular), además de un déficit de vitamina D, una imprescindible vitamina que hasta ahora se encontraba injustamente marginada. Es verdad que los productos lácteos contienen mucho calcio, pero también está estadísticamente comprobado que la gente que consume muchos alimentos lácteos padece osteoporosis con mayor frecuencia. Que el mito del calcio haya sobrevivido se debe a un razonamiento superficial y a las presiones publicitarias de los vendedores.

Unas investigaciones recientes demuestran que las poblaciones que ingieren menos calcio, en realidad tienen esqueletos más fuertes. Sin embargo, esta estadística tiene que completarse con otros datos clarificadores: estas personas llevaban una actividad física continuada y permanecían muchas horas al sol, lo que conlleva un buen aprovechamiento de la vitamina D. Todo ello nos lleva a la conclusión de que, aunque parezca paradójico, la falta de calcio tiene poco que ver con la ingestión real de calcio o con el calcio de los huesos. Lo que también es cierto, tal y como queremos demostrar, es que aquellas personas que consumen grandes cantidades de productos lácteos padecen con mayor frecuencia osteoporosis. Y es que existe una inercia irracional para relacionar los huesos y los dientes con el calcio, por aquello que ambos son blancos, cuando realmente se trata de un mineral que apenas tiene importancia en la calidad del hueso ya formado.

La osteoporosis se presenta cuando el organismo no es capaz de formar suficiente hueso nuevo o cuando gran cantidad del hueso antiguo es reabsorbido por el cuerpo, o en ambos casos. Indudablemente el calcio y el fósforo son dos minerales esenciales para la formación normal del hueso, por eso a lo largo de la juventud el cuerpo utiliza estos minerales para producir huesos. En esa época y si el consumo de calcio es insuficiente o si el cuerpo no absorbe suficiente calcio de la dieta, puede quedar afectada la formación del hueso y los tejidos óseos. Pero a medida que las personas envejecen, el calcio, el fósforo y el magnesio no constituyen la esencia del hueso y suelen ser reabsorbidos de nuevo en el organismo desde los huesos para cubrir necesidades vitales. Esta nueva utilización de los minerales que antes formaban parte del hueso puede provocar huesos frágiles y quebradizos expuestos a fracturas, incluso en ausencia de trauma, pero paradójicamente no requiere la administración de calcio. Por decirlo de otro modo, el calcio y el fósforo deben formar una unión indisoluble (fosfato cálcico) junto con el magnesio para la formación del hueso…pero solamente en la niñez y la juventud. Posteriormente, cuando no existen las zonas de crecimiento en el hueso, la formación de osteocitos forma la materia prima en los huesos del adulto y el papel de los minerales es mucho menor.

Por lo general, la pérdida de la masa ósea ocurre de manera gradual en un período de años y, muchas veces, la persona sufrirá una fractura antes de darse cuenta de la presencia de la enfermedad. Cuando esto ocurre, el mal ya se encuentra en un estado avanzado y el daño es profundo. En el caso de los varones, la osteoporosis se puede desarrollar en aquellos individuos de más de 65 años que, habiendo tenido un bajo pico de masa ósea en su juventud, hayan abusado de ciertas sustancias como el alcohol y el tabaco. Aunque no se conozca con seguridad la relación entre el consumo de estas sustancias y la enfermedad (posiblemente interfieran en la absorción de nutrientes básicos), habitualmente coinciden también con otras formas de vida inadecuadas, como poco ejercicio y consumo de carne en detrimento de las verduras.

Se pueden determinar una serie de factores de riesgo, que servirán para identificar a los individuos con mayor probabilidad de llegar a padecer la enfermedad. Entre ellos están:

-Ser mujer. Una de cada tres mujeres la padecen, y uno de cada cinco varones. Esta frecuencia disminuye cuando la mujer hace deporte.

-Tener bajos niveles de estrógenos (especialmente después de la menopausia), y eso que los estrógenos no tienen una influencia importante en la génesis de los huesos.

-Ser mayor. Después de los 75 años, el riesgo es el mismo para hombres y mujeres.

-Ser de ascendencia europea, hispana o asiática.

-Vivir un estilo de vida sedentario.

-Ser muy delgado o tener poco desarrollo muscular, con una constitución física frágil, aunque quizá no se deba tanto a la constitución como a la deficiente nutrición, pues nuevamente los deportistas delgados bien alimentados que practican Tai-chi o gimnasia a edades avanzadas, no acusan tanto la enfermedad.

-Antecedentes familiares de osteoporosis. Los determinantes genéticos son responsables de hasta un 85% de la variación en el pico de masa ósea, y también pueden determinar la rotación ósea y el riesgo de fractura.

-Inicio tardío de la menstruación o menopausia temprana. Antecedentes de fases de amenorrea (carencia de menstruación) de más de un año de duración. La amenorrea inducida por el ejercicio (pérdida de la menstruación)

-Otras enfermedades son el hipertiroidismo, el síndrome de Cushing que se origina por déficit hormonal de las glándulas suprarrenales, hiperparatiroidismo, diabetes, hepatopatías crónicas, artritis reumatoide, o cualquier proceso que bloquee la absorción intestinal del calcio y la vitamina D de la dieta.

-Los embarazos repetidos son también un riesgo si la mujer, además, realiza un régimen severo para no engordar demasiado. Puesto que el esqueleto del niño se forma rápidamente, en ausencia de una alimentación suficiente tomará para su formación todos los nutrientes del cuerpo de la madre, entre ellos los minerales que contienen sus huesos. La naturaleza prima la supervivencia del niño, aunque ello suponga deteriorar la salud de la madre.

-Fumar cigarrillos, beber demasiada cafeína, o beber alcohol regularmente.

-Tener síndrome del intestino irritable.

-Dieta baja en calcio y vitamina D o alta en sodio. Dieta pobre en fósforo durante la adolescencia, que es cuando se necesitan más minerales para incrementar la masa ósea y tener buenas reservas en el futuro. Esta dieta carencial suele ir unida a déficit de vitamina D, con lo que aumenta el riesgo de fractura, contribuyendo a este déficit el aumento en la ingesta de proteínas procedentes de la carne

-El uso prolongado de ciertos medicamentos, incluyendo corticosteroides, diuréticos, inhibidores de la aromatasa y medicamentos para la tiroides.

-Tener un trastorno alimentario, particularmente durante las primeras dos décadas de vida.

Factores de evaluación

Aunque desde siempre se ha hablado de densidad ósea como el factor determinante de la osteoporosis, hay otro concepto esencial: la calidad ósea. De este modo podemos valorar:

- El equilibrio metabólico entre la formación ósea (osteoblastos) y la resorción (osteoclastos).

- El grado de mineralización secundaria y la cantidad de enlaces de colágeno en la estructura básica del futuro hueso.

Este nuevo conocimiento de la osteoporosis permite precisar los siguientes factores determinantes teniendo en cuenta:

- Edad superior a 65 años.

- Antecedentes de fracturas vertebrales.

- Tratamiento largo (más de 3 meses) con corticoides aunque la dosis sea mínima (2,5 mg/día).

- Mala absorción intestinal.

- Hiperparotiroidismo primario.

- Osteopenia.

- Hipogonadismo.

- Menopausia y más expresivamente la menopausia prematura.

- Tabaquismo e ingesta de alcohol o café.

- Consumo de lácteos

- Tratamiento largo con antiepilépticos o heparina.

Queremos señalar que la osteoporosis en varones está relacionada en gran medida con hipogonadismo, ingesta de alcohol y curas con corticoides. También es de sumo interés el descubrimiento del gen receptor de la Vitamina D, del gen receptor de los estrógenos, del colágeno y del gen de la interleucina 6.

Incluso conocemos ya el proceso molecular de regulación del remodelamiento óseo en el que ciertas proteínas del ámbito de los osteoblastos inhiben certeramente la producción de osteoclastos (células degeneradoras del hueso).

Cuestiones

Hay un conjunto de preguntas esenciales que siguen sin tener respuesta:

¿Por qué muchas mujeres postmenopaúsicas y, por tanto, hipoestrógenicas no tienen osteoporosis?

¿Por qué algunas personas con tratamientos largos con glucocorticoides tampoco padecen osteoporosis?

¿Por qué los vegetarianos estrictos no padecen osteoporosis?

¿Por qué personas mayores de 65 años afectadas de fracturas óseas fáciles y debilidad ósea e inicio de osteoporosis, si establecen un cambio vital y dietético en sus vidas no la vuelven a padecer incluso sin medicación adicional?

¿Por qué no se intenta curar la malabsorción intestinal?

¿Porqué muchos varones hipogonadistas, tabaquistas y a la vez consumidores de alcohol no padecen osteoporosis?

¿De qué modo interviene el estrés continuado en el desarrollo de la enfermedad?

¿Existen factores externos que agudicen la osteoporosis?

Como siempre, en situaciones semejantes, se impone la observación y experiencia que la medicina natural holística nos aporta, tales como:

- El terreno en que la osteoporosis se desarrolla está enmarcado biológicamente por la anergia (leucocitos no activos) y el frío interno, la anemia y el hipotiroidismo, la insuficiencia simpática, el hipogonadimo y el linfatismo.
- La "sangre espesa" (un término médico incorrecto) está asociada con la osteoporosis y puede deberse a dos factores: altos niveles de colesterol o policitemia (disbalance a favor de la cantidad de glóbulos rojos en relación al plasma).
- La humedad y el frío estancados en el entorno óseo forma parte del terreno edematoso en que no sólo la osteoporosis sino las osteosis (enfermedades óseas inflamatorias), osteomalacias y muchos procesos reumáticos se desarrollan. El edema en torno al hueso afectado, incluso el edema interno óseo trabecular, constituye el eslabón clave del proceso. Esta es la respuesta y parte esencial de la solución del problema.
- La mayoría de las mujeres afectadas han mantenido dietas de adelgazamiento durante muchos años.

OSTEOPOROSIS MASCULINA

La osteoporosis masculina no parece tener el rango de importancia que tiene en las mujeres, siendo esta la causa por la cual no se detecta en sus primeros estadios. Mientras que la mayoría de las mujeres mayores de 50 años son sometidas a numerosas pruebas para averiguar la presencia incipiente de osteoporosis, a los varones se les chequea habitualmente el corazón y la próstata. Solamente cuando hay una rotura ósea, espontánea o traumática, es cuando se analiza el estado de sus huesos. La consecuencia es que actualmente deben existir millones de varones afectados de osteoporosis, porque la mayoría de los médicos la consideran una enfermedad predominantemente femenina. Por cada estudio de osteoporosis masculina, se realizan al menos 70 sobre la femenina.

Factores de riesgo general

Consecuencia de ello es que la incidencia de todas las fracturas a lo largo de la vida es mayor en hombres que en mujeres y se sabe que ellos tienen mayor riesgo de fractura de pelvis al envejecer. Sin embargo, al llegar a los 40 o 50 años la tendencia se invierte, especialmente a nivel de pelvis, antebrazo y columna por aumento de la fragilidad esquelética en mujeres. Las fracturas de pelvis aumentan exponencialmente en ambos sexos con la edad y una quinta parte de las fracturas de cadera ocurre en hombres y uno de cada seis hombres tiene fractura de cadera a los 90 años.

La osteoporosis, no obstante, es menos común en hombres que en mujeres probablemente porque tienen mayor masa ósea en todas las edades, pierden menos hueso con los años, y carecen de un periodo similar al de la menopausia en las mujeres. Los determinantes de fractura son similares para ambos sexos e incluyen la masa o calidad ósea como un factor fundamental y el riesgo de caídas especialmente en ancianos con problemas visuales, neurológicos y que usan medicamentos psicotrópicos y antidepresivos de cualquier generación.

La clasificación clásica define la osteoporosis senil como la pérdida ósea asociada al envejecimiento y afecta a hombres y mujeres por igual, presentándose en personas mayores de 70 años y que se manifiesta frecuentemente por fracturas vertebrales y de cadera. En su fisiopatología se considera que existe de base una hipofunción del osteoblasto y hay un déficit real en la absorción intestinal de calcio y fósforo, aunque no existan carencias de estos minerales.

En hombres se habla igualmente de osteoporosis primaria o idiopática y secundaria, siendo más frecuente esta última; los factores de riesgo asociado a osteoporosis, se encuentran con mayor frecuencia en hombres que en mujeres e incluyen factores antropométricos, condiciones raciales, enfermedades gastrointestinales que causan malaabsorción de calcio y vitamina D, transplantes, tratamientos para la glándula tiroidea, otras endocrinopatias, hiperprolactinemia, enfermedad reumatoidea, uso crónico de medicamentos, uso crónico de glucocorticoides, factores nutricionales, hipercalciuria (eliminación excesiva de calcio), vida sedentaria, tabaquismo, ingesta frecuente de bebidas alcohólicas, depresiones e hipogonadismo (esta última es quizá la más frecuentes describiéndose deficiencia de testosterona en un 30% de hombres con fracturas de columna).

Factores de riesgo específicos

El exceso de glucocorticoides (cortisonas) es el factor más determinante en la presencia de osteoporosis, y se sabe que estas substancias producen un balance cálcico negativo en el cuerpo y específicamente en hombres inducen un estado relativo de hipogonadismo al disminuir la producción de testosterona por inhibir la liberación central de GNRH (hormona liberadora de gonadotropina). También antagoniza directamente la producción de esteroides testiculares. Se suelen emplear para el tratamiento de enfermedades alérgicas, inflamatorias y autoinmunes, así como para asegurar el éxito en los trasplantes.

El uso frecuente de alcohol es causa importante en la génesis de osteoporosis en el hombre. Se conocen sus efectos nocivos directos sobre el osteoblasto y su acción a nivel gonadal (testículos), al igual que altera el metabolismo a nivel hepático en la absorción de nutrientes y afecta el metabolismo y la acción de la vitamina D.

Los estados de hipogonadismo en el hombre son obligatoriamente asociados a osteoporosis, lo que resalta la importancia de las hormonas sexuales masculinas para el desarrollo y la integridad ósea. Los andrógenos participan activamente en funciones de proliferación, producción de factores de crecimiento y producción de proteínas como el colágeno, la osteocalcina y la osteopontina, indispensables para la homeostasis (autorregulación) del hueso.

Ahora ha quedado comprobado que los estrógenos además influyen para la maduración ósea y el desarrollo normal del hueso también en los varones, lográndose mejores resultados cuando se emplean andrógenos y estrógenos juntos. En cuanto a los andrógenos, sabemos que tienen un efecto directo sobre el osteoblasto que reducen la producción de prostaglandina E2 y tienen potente efecto inhibitorio sobre la producción de interleukina 6. El mantenimiento del hueso en la adultez es igualmente dependiente de los andrógenos en el hombre, y su carencia induce un estado de exagerada resorción ósea mediada por citoquinas. En los ancianos hay una declinación clara en los niveles de andrógenos adrenales y testiculares, pero no se correlacionan adecuadamente con una disminución en la DMO (densidad mineral ósea), ni se conocen valores umbrales para el hipogonadismo en el varón causantes de osteoporosis.

Los factores nutritivos cada día cobran mayor importancia en el enfoque de la osteoporosis y aunque una gran parte de la masa ósea está genéticamente determinada, se puede modificar mediante una dieta correcta, beber abundante agua y algo de ejercicio al sol. Evitar el exceso de grasas saturadas es tan importante como el suministro de minerales, debiendo incorporarse cuanto antes cantidades adecuadas de magnesio, fósforo, vitamina D, cobre y treonina, así como de elementos ricos en azufre. Algunas proteínas del hueso como la osteocalcina se producen mediante la vitamina D3, los esteroides anabólicos, la vitamina K2, y el pamidronato, aunque disminuyen con la administración de calcitonina, glucocorticoides, estrógenos, y prednisona. Algunos conservantes como el benzoato y proponiato de sodio y el sorbato de potasio, desplazan al calcio del organismo, y éste es eliminado por la orina.

CAPÍTULO 2

FORMACIÓN DEL HUESO

El hueso humano es un tipo especial de tejido conjuntivo aparentemente rígido que actúa como soporte de los tejidos blandos del organismo, siendo incapaz de moverse por sí mismo, necesitando del esfuerzo que realizan los músculos. Estos están unidos al esqueleto mediante un tejido conjuntivo llamado tendón, mientras que las articulaciones disponen de un cartílago elástico y multitud de ligamentos que las hacen solidarias y limitan sus movimientos. No obstante, el hueso posee cierta elasticidad gracias a diversas sustancias orgánicas como el colágeno y pequeñas cantidades de elastina, material celular y grasas.

El hueso esponjoso, a diferencia del hueso compacto, no contiene osteones, sino que las láminas intersticiales están dispuestas de forma irregular formando unos tabiques o placas llamadas trabéculas que forman una estructura esponjosa dejando huecos que están llenos de la médula ósea roja. Dentro de las trabéculas están los osteocitos. En este caso, los vasos sanguíneos penetran directamente en el hueso esponjoso y permiten el intercambio de nutrientes con los osteocitos. El hueso esponjoso es el principal constituyente de las epífisis de los huesos largos y del interior de la mayor parte de los huesos, y el artífice de la elasticidad de los huesos, una cualidad decisiva para deformarse ante los impactos y recuperarse de nuevo.

Cuando observamos un hueso al microscopio, aparece como una masa sólida dispuesta en láminas en cuyo interior alberga los osteocitos (células indispensables en la nutrición ósea) y la médula ósea, ésta última formada por dos tipos de tejidos que constituyen hasta un 5% del peso total de una persona adulta. La médula ósea amarilla está formada principalmente por tejido adiposo, mientras que la médula ósea roja es un tejido generador de células sanguíneas: glóbulos rojos, glóbulos blancos y plaquetas. La zona externa de los huesos (el hueso cortical), que encierra todos los componentes antes mencionados, está formada por el tejido óseo más compacto y duro, cubierto por una membrana fibrosa vascular que recibe el nombre de periostio.

No menos importante es la médula espinal, una parte del sistema nervioso contenida dentro de la columna vertebral. Tan delicada es que un accidente en esa parte dejará al enfermo paralítico de toda o una parte de su cuerpo. En el ser humano adulto, se extiende desde la base del cráneo hasta la segunda vértebra lumbar, formándose por debajo de esta zona una especie de cordón llamado *filum terminal*, delgado y fibroso y que contiene poca materia nerviosa.

La médula espinal transmite los impulsos ascendentes hacia el cerebro y los impulsos descendentes desde el cerebro hacia el resto del cuerpo, incluidos los músculos, los vasos sanguíneos y las glándulas, bien en respuesta a un estímulo recibido, o bien en respuesta a señales procedentes de centros superiores del sistema nervioso central. Los huesos, en suma, constituyen el componente principal de casi todas las estructuras esqueléticas de los vertebrados adultos, protegiendo los órganos vitales (pulmones, cerebro…), permitiendo la locomoción y desempeñando un papel vital en la homeostasis (equilibrio) del calcio en el organismo.

La matriz orgánica del hueso representa el 30-40 % y las sales minerales el 60-70 % del peso seco. El contenido acuoso de la matriz del hueso maduro es de aproximadamente el 20 %, siendo el principal componente el colágeno de tipo I, que constituye el 90-95 % de la matriz orgánica. Componentes iónicos importantes de la matriz ósea son: calcio, fósforo, magnesio, carbonato, flúor, ácido cítrico, sílice y cloruros. Finalmente, el hueso es remodelado por los osteoclastos que efectúan la transferencia de los minerales y los osteoblastos (formadores de hueso) en un ciclo de actividad que dura entre 3 y 6 meses, predominando en la menopausia la actividad de los osteoclastos.

Células óseas

Vamos a repasar de nuevo los tres tipos principales de células óseas:

Osteoblastos

Células muy diferenciadas que son las responsables del depósito de la matriz extracelular y su mineralización. Presentan una estructura celular que incluye un gran retículo endoplásmico, complejo de Golgi y características celulares relacionadas con su papel de síntesis de proteínas y de células secretoras. Participan activamente en la formación de hueso, siendo muy sensibles a la presencia de estrógenos, progesterona, glucocorticoides, testosterona, estradiol y Vitamina D3. Llenan los espacios vacíos originados por los osteoclastos.

Osteoclastos

Responsables de la resorción de hueso solidificado y de cartílago, están formados por la fusión de precursores mononucleares. Las células muestran polaridad, ocurriendo la resorción a lo largo del borde rugoso que está situado a nivel de la superficie ósea. La presencia de una mayor resorción se acompaña de una mayor formación, pero para que este acoplamiento funcione adecuadamente se requieren señales a nivel de la matriz ósea que comuniquen ambos procesos. Estas señales provienen básicamente de las contracciones del sistema muscular. Si existe un fallo en estas señales de comunicación y se incrementa la resorción sin una formación compensatoria, se produce un balance negativo, que al prolongarse disminuye la masa ósea llevando a la aparición de la osteoporosis. Es por ello que aumentar la ingesta de calcio puede causar más daño que beneficio si las otras células no están activas.

Osteocitos

Se trata de osteoblastos que permanecen por detrás en lagunas a medida que avanza la superficie formadora de hueso. Estas células se comunican entre sí a través de procesos citoplasmáticos que atraviesan pequeños canales (canalículos óseos), que pueden ser de ayuda para coordinar la respuesta del hueso a las fuerzas o a la deformación. A través de esta comunicación desempeñan un papel importante en la nutrición del hueso.

Las láminas del hueso compacto se disponen de forma concéntrica alrededor de unos conductos paralelos al eje longitudinal del hueso llamados conductos de Havers que contienen tejido nervioso y vasos sanguíneos que proporcionan a los huesos nutrientes orgánicos. Están conectados entre sí, con las cavidades medulares y con el exterior por los denominados canales de Volkman.

Sustancias que intervienen en la formación de los huesos

Vitamina D

Favorece la calcificación del cartílago epifisario (zona situada en el extremo de los huesos)

Estimula el crecimiento del hueso

Incrementa la absorción intestinal de calcio y fósforo

Permite la retención del calcio y fósforo a nivel tubular

En el hueso aumenta la resorción ósea y la mineralización de la matriz ósea

En el riñón promueve la absorción de calcio

En el intestino aumenta de la absorción de calcio y fosfato.

Calcitonina

Polipéptido secretado por las células parafoliculares de la tiroides. Es una hormona hipocalcemiante que inhibe la resorción de hueso. Impide, por tanto, que el hueso pierda minerales, pero dificulta la renovación.

En el riñón inhibe la reabsorción tubular de calcio y fosfato.

Hormona de crecimiento (HGH)

La hormona somatotropa incrementa la formación y actividad de los osteoblastos a nivel de los huesos. Sobre éstos estimula la síntesis de colágeno, actuando sobre todo a nivel del cartílago induciendo la proliferación y maduración del cartílago de crecimiento.

Glándulas paratiroides

Dentro del sistema endocrino, las paratirotides son el eslabón más importante para el buen estado del sistema óseo. Aunque son vecinas y parte del sistema endocrino, las glándulas tiroides y paratiroides no mantienen ninguna relación en sus funciones, salvo aquellas que dependen de la hipófisis.

Situadas en el cuello, generalmente localizadas en los polos de la glándula tiroides, se trata de un grupo de cuatro lóbulos, dos superiores y dos inferiores, aunque de forma ocasional puede haber cinco o más.

Cuando existe alguna glándula adicional, ésta suele encontrarse en el mediastino, en relación con el timo, o dentro de la glándula tiroides. Una confusión habitual es creer que la enfermedad denominada como parotiditis (paperas) es una afección de las paratiroides, siendo en realidad una alteración de las glándulas salivares.

La hormona que segrega es la:

Parathormona

La hormona paratiroidea aumenta los niveles sanguíneos de calcio y fósforo y estimula la reabsorción de hueso, contribuyendo de manera eficaz al buen estado del sistema óseo. Facilita la absorción del calcio, vitamina D y fósforo a través del intestino, fomentando la producción de los osteoclastos (células que renuevan el hueso) a partir de las células madre de la médula ósea, y retrasando la conversión de estas en osteoblastos (células formadoras del hueso). Su misión es conseguir que las células viejas salgan del hueso para dejar sitio a las nuevas, al mismo tiempo que facilita el metabolismo de los minerales y vitaminas que conformarán la densidad ósea final. Cuando los niveles de calcio sanguíneo son muy altos lo eliminará a través de la orina, pues un exceso en sangre tendrá consecuencias muy graves en la coagulación y pared arterial. Esa es una de las consecuencias de administrar calcio extra a las mujeres con osteoporosis. De continuar su administración se creará un mecanismo de retroacción o retroalimentación negativa, inhibiéndose la secreción de la PTH (Hormona paratiroidea), y con ella el mecanismo autorregulador del organismo.

Se estimula mediante *treonina, taurina, vitamina K, ácido fólico, vitamina D.*

Se inhibe mediante alimentos o medicamentos alcalinos.

Relación de sustancias que actúan sobre la glándula paratiroides

Treonina

Aminoácido esencial poco estudiado, aunque se le considera responsable del buen estado mental y emocional de las personas, así como de la absorción del resto de los aminoácidos. Actúa en sinergia con los aminoácidos glutámico en la agudeza mental, con la lisina en el crecimiento estatural y con el triptófano en lograr un sueño reparador. Con la vitamina C interviene en el sistema inmunitario, con el magnesio en la contracción muscular y la relajación, con el potasio en el equilibrio hídrico de las células y con el complejo B en el mantenimiento de una flora intestinal adecuada. Además, junto al yodo mantiene el metabolismo activo y con el inositol regula la cantidad de colesterol que hay en la sangre.

Las carencias de este aminoácido son frecuentes dado que se elimina en gran cantidad por el sudor y las heces.

Funciones orgánicas:

Interviene en el metabolismo del fósforo, en la formación del ATP y por ello es importante en la cadena energética.

Previene la degeneración grasa del hígado y le ayuda en su función de desintoxicación.

Regula la flora intestinal saprofita, impidiendo al mismo tiempo su degeneración y el desarrollo de bacterias patógenas.

Es importante en el *metabolismo del calcio* y ayuda a la formación de un buen esmalte dentario. También interviene en la formación y conservación del colágeno y la formación del callo óseo después de una fractura.

Mantiene la piel libre de arrugas y evita la aparición de espinillas en la juventud.

Regula el sistema nervioso.

Síntomas carenciales:

En la infancia podemos encontrar mala formación de la dentadura con aparición de caries precoces que no se solucionan con flúor.

Uñas débiles, frágiles y con manchas blancas que no responden al sílice ni al calcio. Su papel en el metabolismo del calcio es pues muy importante.

Hay trastornos degenerativos hepáticos con infiltración grasa y mala regulación del colesterol y las sales biliares.

Hay alteraciones de los capilares sanguíneos con varices y hemorroides en los hepáticos, así como una deficiente absorción del resto de los aminoácidos esenciales.

El enfermo se vuelve débil, con piel grasa, padece infecciones y trastornos digestivos continuos, siendo normal el que su personalidad se resienta y degenere en problemas psíquicos graves. Afortunadamente las carencias se notan pronto y suele bastar una alimentación rica en proteínas para solucionarlo.

Aplicaciones no carenciales:

Cualquier alteración de la personalidad que curse con irritabilidad.

Todos los problemas dentales de la infancia e incluso como preventivo para una buena salud ósea.

Problemas de congestión ocular matutina, en unión a la vitamina B-2.

Todas las hepatopatías en unión a las vitaminas del grupo B.

Varices, fragilidad capilar, hemorroides y hemorragias nasales de los anémicos, unido a la vitamina C y K, ésta última si hay problemas hepáticos.

Infecciones de repetición en unión a la Lisina y la vitamina C.

Colesterol alto y arteriosclerosis, unido a la metionina.

Taurina

Aunque no está considerado un aminoácido básico en la alimentación humana, lo cierto es que sus aplicaciones terapéuticas son muy importantes. La taurina se encuentra principalmente en las áreas de alta actividad eléctrica, tales como el ojo, el cerebro y el corazón. La función más importante es estabilizar las membranas de las células nerviosas. El nivel aumentado de ácido glutámico puede hacer a un organismo más propenso a las crisis convulsivas durante ciertas situaciones de estrés, tales como una fiebre alta, estimulación excesiva, trauma, cambios dietéticos o cualquiera de estas circunstancias en combinación con factores genéticos o daño cerebral. También se han hecho estudios en relación con el uso de la taurina en el síndrome de abstinencia del alcohol con resultados muy positivos en lo tocante al desarrollo de algunos de los síntomas más graves de este tipo de trastorno, tales como el delirio y las alucinaciones. La taurina también disminuye las molestias en el síndrome de abstinencia por adicción a la morfina.

Funciones orgánicas:

Aunque es sintetizado a partir de la metionina y la cistina, se puede encontrar en cantidades muy altas en la carne de buey y toro, así como en la leche materna o bovina.

En relación a las enfermedades cardíacas, podemos decir que la taurina comprende más de 50% de los aminoácidos libres en el corazón. La taurina mejora la fuerza del músculo del corazón, previniendo el desarrollo de cardiomiopatías.

En las enfermedades oculares, se sabe que existen altas concentraciones de taurina en la retina del ojo, donde parece que funciona como un *buffer celular* protegiendo a las células retinales de los efectos dañinos de la luz ultravioleta y las sustancias tóxicas.

Este aminoácido resulta eficaz también en el tratamiento de la diabetes y en los cálculos biliares, donde la taurina es un componente normal de la bilis (no hay que olvidar que la glicina y la metionina son los otros aminoácidos esenciales para funcionamiento adecuado de la vesícula biliar). Se sabe que la taurina se enlaza a ciertas sales biliares, y por ello mejora su habilidad para digerir la grasa. Los estudios animales han demostrado que la complementación con taurina puede inhibir la formación de cálculos biliares, aunque aún no ha sido probado en humanos.

Otro ejemplo de la importancia de la taurina lo encontramos en la fibrosis quística, una enfermedad que frecuentemente conduce a una deficiencia de ácidos grasos esenciales y otros nutrientes solubles en grasa. Estas deficiencias pueden a veces ser corregidas mediante la administración de enzimas pancreáticas. Sin embargo, algunos pacientes con fibrosis quística también tienen una anormalidad de la función biliar que resulta en una mala absorción de las grasas. Esta anormalidad parece ser debida en parte a una deficiencia de taurina, la cual juega un papel clave en la acción digestiva de la bilis.

En lo referente a su toxicidad, la taurina es generalmente bien tolerada. No se conocen serios efectos colaterales a las dosis terapéuticas usuales de 1-3 gramos al día. Los pacientes con enfermedad hepática han sido tratados con hasta 18 gramos de taurina durante 6 meses (para aliviar los calambres musculares, dolorosos), sin problemas aparentes. Sin embargo, y a pesar de los muchos estudios clínicos, la verdad es que la dosis óptima de taurina no se conoce. Los médicos orientados en la nutrición generalmente prescriben de 500 a 1000 mg 2 a 3 veces al día, para adultos.

En palabras sencillas podemos afirmar a modo de conclusión que se ha demostrado que la taurina es segura y también es un tratamiento efectivo para la insuficiencia cardiaca congestiva. La investigación adicional sugiere que puede ayudar a prevenir la degeneración macular (relativa al ojo), los cálculos biliares, y las complicaciones de la diabetes. La taurina mejora la absorción de grasas en algunos individuos con fibrosis quística y puede prevenir las crisis epilépticas en algunos casos, pero la investigación es conflictiva. Los vegetarianos, los ancianos y la gente con síndromes de mala absorción pueden necesitar taurina adicional.

Otros efectos:

Es un factor importante en la formación de hormonas femeninas, en especial los estrógenos.

En la niñez parece ser muy importante en el desarrollo intelectual, la potencia muscular y el correcto funcionamiento de los músculos oculares. Estabiliza la excitabilidad nerviosa en la infancia e impide su alteración o degeneración.

Mantiene el líquido encéfalo raquídeo en suficiente cantidad y buen estado.

Se comporta como un neurotransmisor modulador.

Disuelve las grasas corporales y ayuda a la formación de la bilis.

Controla los niveles de colesterol a través de su acción sobre la vesícula biliar.

Regula la agregabilidad plaquetaria, mejorando la circulación sanguínea en las arterias de pequeño calibre.

Ayuda al buen metabolismo del calcio.

Mejora las funciones endocrinas en general y tiene un positivo efecto antienvejecimiento.

Interviene en el intercambio iónico sodio y potasio.

Osteoporosis refractaria a otros tratamientos

Es un factor de tolerancia hacia la glucosa.

Estimula la producción de linfocitos y fagocitos.

Evita la degeneración cerebral en la vejez.

Se puede emplear en:

Todas las alteraciones oculares, incluida la miopía.

Las jaquecas, migrañas y acúfenos.

Las distrofias musculares y para potenciar el desarrollo muscular.

En la diabetes en unión al zinc y el cromo.

En los retrasos mentales de la infancia y la degeneración cerebral del anciano.

Para mejorar las funciones biliares y luchar contra el exceso de colesterol.

Como tratamiento complementario de la epilepsia del niño.

Como protector hepático y cardiaco.

Vitamina K2

Esta vitamina desempeña un papel importante en salud cardiovascular y del hueso. Mientras que la K1 (phytonadiona) se ha investigado sobre todo para la salud de la piel, la K2 (menaquinona) se ha demostrado que desempeña un papel importante en la salud cardiovascular y del hueso. Esta diversidad de usos está combinada con su biodisponibilidad, que la hace la opción ideal para emplearla como complemento dietético. Sintetizada por las bacterias intestinales, la podemos encontrar también en algunos alimentos, particularmente en el queso y los derivados de la soja fermentada. La vitamina K es importante en lo referente a la coagulación de la sangre y recientemente se ha comprobado su papel crucial en la salud arterial. Los depósitos de calcio en las paredes de los vasos sanguíneos que ocasionarán su endurecimiento, se previenen por la acción de una proteína que es activada por la vitamina K2. En cuanto a su efecto sobre la coagulación se refiere, no siempre una alteración es producida por una carencia de vitamina K, siendo el dato imprescindible para establecer el diagnóstico diferencial el alargamiento del tiempo de protrombina el cual siempre está alargado en la avitaminosis K, posiblemente por disminución de una glucoproteína plasmática. Por tanto, un tiempo de protrombina normal descarta ya la carencia de vitamina K y no procede su administración, ya que no tendrá ningún efecto.

Enfermedades carenciales

En este apartado incluimos no solamente aquellas enfermedades puramente nutritivas, carenciales, sino aquellas otras alteraciones que producen deficiencias en la absorción o utilización de la vitamina K.

Tratamiento con anticoagulantes: Suelen ser del tipo de cumarinas o indanediona, los cuales actúan como reductores de la protrombina, lo que da lugar a riegos serios de hemorragias. La administración de vitamina K restablece rápidamente los niveles de coagulación, aunque hay que tener en cuenta que las formas sintéticas no actúan en esta circunstancia.

Utilización inadecuada: Las enfermedades hepáticas provocan casi siempre unos niveles de coagulación muy bajos, los cuales no responden a la vitamina K. Del mismo modo, el empleo de antibióticos que puedan alterar la flora intestinal no solamente impedirá la elaboración de la vitamina K intestinal sino que dificultará el aprovechamiento de la ya existente.

Aplicaciones

Metabolismo óseo: la vitamina K2 participa en el metabolismo del hueso ya que una proteína ósea, llamada osteocalcina, requiere de la vitamina K para su maduración. Es decir, ***promueve la formación ósea*** en nuestro organismo. Existen estudios que sugieren que la vitamina K ayudaría a aumentar la densidad ósea y evitaría fracturas en personas con osteoporosis.

La deficiencia de vitamina K es rara en las personas adultas sanas debido a que su presencia en los alimentos está muy generalizada. La vitamina K sintetizada por las bacterias intestinales (vitamina K2) y la reserva de vitamina K presente en el hígado, colaboran también para que no exista deficiencia.

Ácido fólico

La función principal del ácido fólico es actuar en la transferencia de unidades como la histidina, la serina, glicina, metionina, colina y tiamina, utilizadas todas en reacciones muy importantes. Además, favorece la síntesis de la colina y el cambio de homocisteína en metionina. Pero por encima de estas importantes acciones su carencia provoca una anemia macrocítica por maduración megaloblástica de los glóbulos rojos, acompañada de leucopenia.

Actúa como coenzima en el proceso de transferencia de grupos monocarbonados,

Enfermedades carenciales

La carencia de ácido fólico produce anemia megaloblástica y otras alteraciones hemáticas. También puede darse infertilidad, alteraciones gastrointestinales, glositis, estomatitis y malaabsorción intestinal. Todo ello puede conllevar a aborto, desprendimiento prematuro de la placenta, neuropatías y alteraciones psíquicas.

En los fetos, su carencia ocasiona espina bífida, una malformación del tubo neural, que se caracteriza porque uno o varios arcos vertebrales posteriores no han fusionado correctamente durante la gestación y la médula espinal se queda sin protección ósea.

Normalmente la causa de una carencia de ácido fólico se debe a una dieta incorrecta, siendo muy habitual en ancianos. Sin embargo, y aunque la alimentación pueda ser correcta hay una larga serie de circunstancias que pueden provocar su carencia, entre ellas:

Enfermedad celíaca, esprue, medicamentos diversos (barbitúricos, cicloserina, anticonceptivos orales o feniltoína) y por supuesto la carencia en la alimentación de alimentos frescos, poco cocidos.

Después tenemos a los antagonistas del ácido fólico, entre ellos: el triamterene, trimetoprim, primetamina, anticonvulsivantes, carencia de vitamina B-12, alcohol y carencia de vitamina C.

La deficiencia de ácido fólico puede causar retraso en el crecimiento, encanecimiento del cabello, inflamación de la lengua (glositis), úlceras bucales, úlcera péptica y diarrea.

También puede resolver rápidamente las anemias por un aumento rápido en el número de glóbulos rojos. La dosis diaria es de 10-30 mg por vía oral, aunque hay que tener en cuenta que este tratamiento no cura todos los tipos de anemias, la ferropénica entre ellas, y puede inducir a error en los análisis. Es más, de administrarse prolongadamente como tratamiento único se puede producir una degeneración del sistema nervioso a causa de una anemia mal curada por aumentar los requerimientos de B-12. Por tanto y aunque se puede administrar inicialmente el ácido fólico para restablecer rápidamente las cifras de hematíes y, antes de una semana se deben administrar conjuntamente el resto de los antianémicos conocidos, entre ellos el hierro y la B-12.

Aplicaciones:

El ácido fólico también brinda beneficios al aparato cardiovascular, al sistema nervioso, y a la formación neurológica fetal entre otros. Dada su gran importancia para el ser humano, muchos de los alimentos que hoy consumimos llevan ácido fólico adicionado.

Anemias intensas o refractarias a los tratamientos convencionales.

Vitíligo.

Los suplementos de ácido fólico se pueden utilizar para tratar problemas menstruales y úlceras en las piernas por déficit de oxígeno.

Enfermedades cardiovasculares.

Anorexias no psicógenas.

Insuficiencia de jugos gástricos.

Depresiones intensas o psicosis.

Es muy útil en la menopausia ya que *consigue incrementar la cantidad de estrógenos segregados por los ovarios*, evitando así las sensaciones molestas como los sofocos o la tendencia a la displasia del cuello del útero.

Vitamina D *(Calciferol)*

Está muy relacionada con el metabolismo del calcio y del fósforo, siendo indispensable para el crecimiento óseo y dental. Parece ser que su principal función es aumentar la absorción intestinal de estos dos minerales, aunque también tiene un efecto directo sobre la calcificación al aumentar el depósito de fosfato cálcico en los huesos. Así mismo, aumenta la filtración de fosfatos en los riñones y se cree que actúa sobre la fosfatasa alcalina.

De una manera resumida podemos decir que la vitamina D favorece el transporte del calcio y el fósforo a nivel intestinal, *estimula la mineralización en los huesos* promoviendo la biosíntesis y la maduración del colágeno. Moviliza el calcio hacia el compartimiento líquido del hueso, de una manera similar a la PTH, manteniendo la integridad muscular mediante la transferencia de calcio y fósforo. También controla la secreción de la hormona paratiroidea PTH y posee cierta actividad antitumoral a través del sistema linfomedular.

Aplicaciones:

Raquitismo: Enfermedad infantil que solamente se resuelve con la exposición a los rayos ultravioleta y la ingesta de vitamina D.

Osteomalacia: Enfermedad ósea de adultos equivalente al raquitismo infantil.

Osteoporosis: Especialmente en las producidas por la administración de corticoides.

Embarazo: Como profiláctico del raquitismo del niño y de la osteomalacia puerperal.

Lactancia: Como profiláctico del raquitismo.

Tetania: Se administrará junto al tratamiento específico hormonal mientras exista el déficit paratiroideo.

Afecciones gastrointestinales crónicas: Cuando existan trastornos en la absorción de las grasas.

Fracturas espontáneas: En niños pequeños y ancianos.

Retrasos en la dentición: Cuando existan riesgos de poca absorción del calcio y el fósforo.

Enfermedades infecciosas prolongadas: Especialmente si hay abundante sudoración y poco apetito.

Tuberculosis: Puede ser útil en las formas óseas.

Alergias: En unión al calcio.

Distonías neurovegetativas: Por su acción sobre el sistema vegetativo se puede aplicar en las depresiones del adulto y en las manifestaciones emocionales del raquitismo infantil.

Se utilizan dosis entre 5.000 y 50.000 UI diarias.

También se puede aplicar en:

Rinitis vasomotoras, asma bronquial, eczemas, anemias y enfermedad de Basedow (tiroides). También en las heridas, quemaduras, osteomielitis, cataratas y leucorrea inespecífica (flujo vaginal).

Se recomienda su ingestión en el tratamiento del Lupus, junto a una dieta rica en calcio, así como para mejorar la permeabilidad capilar.

HIPERPARATIROIDISMO

En esta patología, las glándulas secretan demasiada PTH y los niveles de la sangre del calcio llegan a ser demasiado altos, colocando al paciente en el riesgo para desarrollar cálculos renales, fracturas óseas, pancreatitis, hipertensión y gota. Otros síntomas incluyen dolor y debilidad muscular, estreñimiento, depresión, ansiedad, pérdida de apetito, sed creciente y exagerada, pérdida de peso, letargo, y raramente, una masa palpable en el cuello.

Los pacientes con niveles persistente elevados de calcio debido a la superproducción de la hormona paratiroides también pueden tener dolores óseos. Este problema se agrava más en los pacientes mayores y un grave error bastante frecuente es recetar dosis extras de calcio. Otros síntomas son el desarrollo de úlceras gástricas y pancreatitis. En casos extremos el riñón entero puede calcificarse e incluso adquirir las características de un hueso debido a la deposición del calcio dentro de los tejidos finos.

Tratamiento del hiperparatiroidismo

Aumento de la ingesta de líquidos para prevenir la formación de cálculos renales

Movimiento y ejercicio

Evitar los diuréticos tiazídicos

Emplear estrogenoterapia (para mujeres posmenopáusicas)

Una forma especial de vitamina D (que requiere receta médica) si tiene niveles bajos de ésta.

HIPOPARATIROIDISMO

El hipoparatiroidismo ocurre cuando las glándulas producen muy poca PTH. En este caso, los niveles de calcio en la sangre bajan y los de fósforo se elevan.

La causa más común del hipoparatiroidismo es la lesión de las glándulas paratiroides durante los procesos quirúrgicos de cabeza y cuello. Esta afección casi nunca es un efecto secundario del tratamiento con yodo radiactivo para el tratamiento del hipertiroidismo.

El hipotiroidismo también puede ser causado por:

- Niveles bajos de magnesio en la sangre
- Alcalosis metabólica
- Enfermedades autoinmunes
- Enfermedad de Addison

El hipoparatiroidismo familiar se presenta con otras enfermedades endocrinas, como la insuficiencia suprarrenal, en un síndrome denominado "síndrome autoinmunitario poliglandular tipo I".

Síntomas

- Dolor abdominal
- Uñas quebradizas
- Cataratas
- Cabello reseco
- Piel saca y escamosa
- Calambres musculares
- Espasmos musculares, llamados tetania, que pueden afectar la laringe, causando dificultad para respirar

- Dolor en la cara, piernas y pies
- Convulsiones
- Hormigueo de labios, manos y pies
- Esmalte de los dientes debilitado en los niños.

Tratamiento del hipoparatiroidismo

El tratamiento consiste en suplementos de carbonato de calcio y vitamina D, que generalmente se tienen que tomar de por vida. Se miden regularmente los niveles en la sangre para constatar que la dosis sea correcta. Se recomienda una dieta alta en calcio y baja en fósforo.

El tratamiento excesivo con vitamina D y calcio puede producir hipercalcemia (altos niveles de calcio en la sangre) y algunas veces interferir con el funcionamiento renal.

CAPÍTULO 3

SÍNTOMAS, PRUEBAS Y FACTORES DE RIESGO

Síntomas

La sintomatología incluye dolores de espalda, lordosis cervical, así como dolores lumbar y muscular. Son frecuentes las roturas de cadera en los ancianos y los aplastamientos vertebrales. No obstante, no se presentan síntomas en las primeras etapas de la enfermedad, pero en la edad avanzada suelen darse:

Fracturas de las vértebras, muñecas o cadera (habitualmente es el primer indicio)

Dolor en la zona baja de la espalda

Dolor de cuello, frecuentemente denominado como "cervical"

Dolor o sensibilidad ósea

Pérdida de estatura con el tiempo

Postura encorvada.

Huesos afectados

La osteoporosis puede afectar cualquier hueso, pero sucede más comúnmente en la cadera, la muñeca, y la columna vertebral, siendo esta zona la más problemática pues ocasiona:

Dificultad para subir las escaleras

Levantar objetos o agacharse

Hombros encorvados

Curvatura en la espalda

Pérdida de estatura

Dolor de espalda

Abdomen prominente.

No siempre la enfermedad se manifiesta con intensidad, e incluso puede llegar a pasar desapercibida hasta que una radiografía fortuita la descubre. Lo más habitual, sin embargo, es que los dolores óseos comiencen poco a poco, y cuando el proceso está más avanzado se produzcan con cierta frecuencia roturas óseas espontáneas. Respecto a las radiografías, hay que aclarar que solamente se puede detectar la enfermedad cuando la pérdida de tejido óseo supera el 30%.

Son habituales los dolores producidos por fractura de los huesos o por aplastamientos vertebrales, aunque también por contractura muscular mantenida en los músculos de la zona afectada. Estas anomalías, que al principio el paciente lleva con cierta dignidad, acusando al frío, la edad o la profesión, generan una acumulación de minúsculas fracturas vertebrales que provocan cambios en la disposición normal de la columna vertebral, dando como resultado una pérdida de estatura y la deformidad de la espalda (cifosis). A su vez, y con el fin de evitar el dolor, la persona afectada adopta posiciones extremas, atrofiando unas zonas musculares y poniendo rígidas otras, lo que agudiza lentamente la enfermedad. Con el paso de los años la limitación en el movimiento es muy generalizada, dificultándose la marcha y acrecentando aún más la pérdida del calcio.

También es posible que los pacientes con osteoporosis no complicada puedan permanecer sin síntomas, hasta que una radiografía o análisis de sangre rutinario detecta la enfermedad. Con mayor frecuencia la persona acude al médico cuando nota "dolor en los huesos", especialmente en la espalda. Las fracturas por aplastamiento vertebral se presentan con traumatismos mínimos o sin ellos, generalmente en las vértebras que soportan el peso del cuerpo (desde la dorsal 8). El dolor es agudo, aunque generalmente local, acentuándose con la carga, acompañado frecuentemente de hipersensibilidad local a la presión y remitiendo en unos días o semanas. Las fracturas múltiples por compresión pueden ocasionar cifosis dorsal y lordosis cervical exageradas, y un dolor crónico y sordo (debido a una sobrecarga anormal sobre los músculos y los ligamentos vertebrales), especialmente pronunciado en las regiones dorsal baja y lumbar. Las fracturas de cadera son más frecuentes en el anciano, debido a la osteoporosis preexistente.

La visita al médico

Si el médico cree que está en riesgo de osteoporosis, ordenará una prueba de densidad mineral ósea (DMO) -densitometría- para determinar su masa ósea. Varias pruebas pueden medir la densidad ósea, y son todas indoloras, no invasivas y seguras. Algunas pruebas miden la densidad ósea en la columna vertebral, la muñeca y la cadera (los sitios más comunes de fracturas debido a la osteoporosis), mientras que otras miden el hueso en el talón o la mano.

La Fundación Nacional de Osteoporosis recomienda una DMO para las mujeres que no toman estrógeno y que:

Use cualquier medicamento que aumente el riesgo de osteoporosis.

Tuvo una menopausia temprana.

Tener antecedentes familiares de osteoporosis, enfermedad renal, enfermedad hepática o diabetes tipo 1.

Son mayores de 50 años, posmenopáusicas, y tienen al menos un factor de riesgo para la osteoporosis.

Son mayores de 65 años y nunca han tenido una BMD, prueba de densidad ósea.

Las pruebas de DMO deben repetirse cada 2 a 5 años dependiendo de los factores de riesgo.

Prevención

Se puede prevenir la osteoporosis. Debido a que el cuerpo construye la masa ósea hasta bien cumplidos los 30 años, la prevención debe comenzar temprano. Hay que asegurarse de que obtiene suficiente calcio y vitamina D (necesario para que su cuerpo use calcio), además de fósforo (debe formarse fosfato cálcico), y otros minerales como el magnesio, el cobre y el flúor.

Ejercicios de carga de peso, como levantar pesas, así como otros ejercicios que impliquen contracciones musculares, incluido el tai-chi, también pueden ayudar a evitar la enfermedad. La investigación muestra que el ejercicio temprano en la vida aumenta la masa ósea, mientras que el ejercicio más adelante en la vida ayuda a mantenerlo. Puesto que el ejercicio también aumenta la fuerza, la coordinación y el equilibrio, los expertos recomiendan una hora y media de ejercicio diario. Especialmente recomendables son las artes marciales, por las intensas contracciones musculares que se producen durante su práctica.

Otras técnicas de prevención incluyen:

Aumente la cantidad de agua.

Dejar de fumar.

Limitar la cafeína a aproximadamente 3 tazas de café al día.

Para las mujeres, la terapia de reemplazo hormonal puede ayudar, pero hay que tener en cuenta que tiene efectos secundarios significativos, incluyendo un mayor riesgo de cáncer de mama, coágulos sanguíneos y enfermedades del corazón. Las plantas medicinales que contienen precursores hormonales, no tienen estos efectos negativos.

Pronóstico y complicaciones

Las fracturas óseas son las complicaciones más comunes de la osteoporosis y son una causa importante de discapacidad y muerte. Después de los 60 años, el 25% de las mujeres tienen una fractura espinal. Ese porcentaje se duplica después de los 75 años. A la edad de 90 años, el 33% de las mujeres y el 17% de los hombres han tenido una fractura de cadera, generalmente por una caída o accidente menor. Muchas personas de edad avanzada que sufren una fractura de cadera pierden la capacidad de caminar y, lo que es más significativo, hasta el 36% mueren dentro de un año.

Aunque alrededor de 2 millones de fracturas óseas en los Estados Unidos cada año resultan de la osteoporosis, la mayoría son prevenibles. Una combinación de dieta, ejercicio adecuado y suplementos de minerales y vitaminas, pueden ayudar a impedir la progresión de la enfermedad.

PRUEBAS

Densidad ósea (DMO)

En un libro sobre Medicina Natural no tienen cabida las pruebas radiológicas, pues la exposición a los rayos X nunca es inocua, aunque hay algunas más peligrosas que otras. Se describen en este libro para que el enfermo decida su validez o su inconveniencia, pues aunque el médico le presione para que se las haga, quien va a recibir las radiaciones es el enfermo.

La prueba de densidad mineral ósea (DMO) puede ser de ayuda como medio de diagnóstico de varias formas:

Parece ser una prueba fiable para evaluar la salud ósea

Cuando se realiza repetidas veces, sirve para llevar el control de la pérdida ósea

Puede detectar la osteoporosis en su etapa precoz, y así comenzar el tratamiento temprano

Si el paciente está bajo tratamiento por osteoporosis, la prueba de DMO sirve como medio de control para evaluar los resultados del tratamiento.

La prueba de DMO puede realizarse con diferentes tipos de aparatos, pero el método más común es el que utiliza dosis bajas de rayos X (alrededor de una décima de la dosis de radiación utilizada en una radiografía de tórax). Mientras el paciente está acostado sobre una mesa acolchada, un escáner pasa sobre todo el cuerpo y toma una radiografía de la parte baja de la espina dorsal y de la cadera. En la mayoría de los casos, el paciente no necesita quitarse la ropa.

Existen aparatos portátiles que simplemente miden la densidad ósea en la muñeca o en el talón. Algunos expertos creen que estos resultados pueden ser de gran utilidad como herramientas preliminares de detección que ayudarán a identificar a las personas que puedan tener osteoporosis. Sin embargo, como la densidad ósea puede variar dependiendo de la parte del cuerpo en donde se mide, es posible que estos aparatos no reflejen el verdadero riesgo de sufrir una fractura de cadera.

Valores normales

Los resultados de la prueba generalmente se clasifican como "puntuación T" y "puntuación Z".

La puntuación T compara la densidad ósea del paciente con una persona de 30 años.

La puntuación Z compara la densidad ósea del paciente con otras personas de la misma edad, género y raza.

En cualquier puntación, un número negativo significa que se tienen huesos más delgados que los estándares. Cuanto más negativo es el número, más delgados son los huesos. Una puntuación T entra dentro del rango normal siempre y cuando sea un número positivo o al menos no menor de -1,0. (por ejemplo, -0,5 entra dentro del rango normal, aunque esté cerca del límite.)

Significado de los resultados anormales

Una puntuación T de -1 a -2,5 indica principio de pérdida ósea (osteopenia).

Una puntuación T por debajo de -2,5 indica osteoporosis.

Otras pruebas

La "*absorciometría fotónica dual de rayos X*" (DEXA, siglas en inglés), mide la desmineralización de los huesos. Esta prueba se ha convertido en el patrón oro en la evaluación de la osteoporosis.

Una *tomografía computarizada* de la columna vertebral puede mostrar desmineralización. La tomografía computarizada cuantitativa (QCT, siglas en inglés) puede evaluar la densidad ósea, pero está menos disponible y es más costosa que la DEXA.

Una *radiografía* de la columna vertebral o de la cadera puede mostrar fractura o pinzamiento vertebral en algunos casos.

La medición de la cantidad de calcio en la orina puede brindar alguna evidencia del aumento del trastorno óseo, pero su valor es limitado. Están apareciendo muchas pruebas más nuevas para evaluar el trastorno óseo, incluyendo mediciones del telopéptido-N urinario que evalúa la utilidad del marcador urinario de resorción ósea Telopéptido N del colágeno óseo tipo I (NTX), con el fin de diferenciar entre pacientes con osteoporosis y osteopenia y en el monitoreo de la terapia antiresortiva. En el futuro, estas pruebas podrán mejorar la capacidad para diagnosticar la osteoporosis en sus etapas iniciales.

En cuanto a su aplicación por zonas afectadas tenemos:

TÉCNICAS DENSITOMÉTRICAS   LOCALIZACIÓN

TÉCNICAS DENSITOMÉTRICAS	LOCALIZACIÓN
Absorciometría fotónica simple (SPA)	Calcáneo, radio
Absorciometría fotónica dual (DPA)	Columna, cadera, antebrazo
Absorciometría radiológica simple (SXA)	Antebrazo, mano
Absorciometría de doble energía de rayos (DXA)	Columna, cadera, antebrazo, mano
Tomografía cuantitativa computerizada (QCT)	Columna, cadera, antebrazo
Densitometría por ultrasonidos (BUA)	Calcáneo, rótula

Huesos frágiles en los hombres

Todo el mundo sabe que las mujeres tienen que luchar contra la osteoporosis a medida que envejecen; pero lo que no es tan bien conocido es que el 30 por ciento de los hombres mayores que sufren una fractura de cadera morirán dentro del año posterior a esa fractura, una tasa dos veces mayor que para los pacientes más jóvenes. Podrían tener una enfermedad cardiovascular subyacente que lleve a una insuficiencia cardiaca congestiva, o desarrollar una infección, y esto puede ocurrir después de una fractura de cadera. Pero a pesar del aumento en el riesgo, los expertos afirman que los varones ven los huesos frágiles como un "problema de mujeres" y por ello sólo uno de cada seis hombres que tuvieron una fractura de la columna o de la cadera fue tratado con productos para la osteoporosis.

Es verdad que los hombres al principio tienen huesos más densos y saludables que las mujeres, y por ello disponen de una densidad ósea mayor y no acusan los problemas tan rápidamente, no siendo un problema hasta los 70 años de edad. A partir de esa edad, las cosas se complican para todos.

Si bien la menopausia es una causa importante de deterioro óseo en las mujeres, factores como fumar, consumir alcohol y usar ciertos medicamentos, aumentan el riesgo de fracturas en los hombres, así como el declive gradual relacionado con la cantidad de testosterona (la hormona masculina por excelencia) circulante. Un hombre joven tiene un valor de testosterona de cerca de 1.000, mientras que en un hombre mayor baja a cerca de 300, aunque esto puede mejorarse tomando productos como el polen, tríbulus, vitamina E, zinc, cobre y aminoácidos como la arginina.

En general, los hombres mayores de 50 años deberían ingerir una mezcla de minerales (calcio, fósforo, cobre, sílice, flúor, magnesio…) diariamente en su dieta, o en combinación con otros complementos, como la vitamina D (400 U.I. por día para los hombres mayores, aunque se puede aumentar hasta 800 ó 1.000 U.I.). Muchos alimentos, incluida la leche de soja, vienen reforzados con vitamina D, pero la mejor fuente natural sigue siendo el aceite de hígado de bacalao.

La piel también produce vitamina D bajo luz solar fuerte, aunque tiene que ver con el ángulo del sol, así que es mejor pasear entre las 11 a.m. y las 2 p.m. en vez de caminar temprano en la mañana. El ejercicio, ya lo sabemos, mejora la densidad ósea, aumenta la fuerza muscular y reduce el riesgo de caídas. Una manera fácil de saber si se tiene alto riesgo de caerse, es ponerse sobre una sola pierna durante 12 segundos. Si no se puede hacer eso, entonces por definición se trata de un individuo con mal equilibrio que necesita protección contra las caídas. No obstante, hay un truco para lograrlo: ponga su vista en un punto concreto situado a la altura de los ojos y no deje de mirarlo. Ni se lo ocurra mirarse a los pies o cambiar la dirección de sus ojos.

Un estupendo método para mejorar el equilibrio es el Tai Chi, un arte marcial que le mejorará la habilidad para desplazar el peso del cuerpo en cualquier dirección.

CAÍDAS Y FRACTURAS EN LA OSTEOPOROSIS

Las caídas son serias a cualquier edad, y la probabilidad de que ocurran roturas de huesos después de una caída aumenta a medida que la persona envejece. Todos conocemos a alguien que ha sufrido una caída y se ha roto o fracturado un hueso. Durante la recuperación, la fractura le impidió seguir su vida habitual y en ocasiones fue necesario recurrir a la inmovilización o la cirugía, finalizando con largas horas de recuperación. Indudablemente las caídas ocasionan problemas mayores en los ancianos, ya que existe una relación entre el hueso roto y la osteoporosis, donde la pérdida gradual de tejido óseo o densidad ósea ocasiona huesos tan frágiles que se rompen incluso al torcerlos levemente.

Uno de los problemas es que la osteoporosis evoluciona sin presentar síntomas, y la mayoría de las veces no se detecta hasta que una caída, aparentemente sin importancia, nos delata el estado de los huesos. Por ello, cualquier rotura ósea a partir de los 40 años debe ser tenida muy en cuenta, valorando las posibilidades de estar afectado de osteoporosis. Una persona con obesidad, con vida sedentaria y una alimentación poco saludable, así como la poca exposición a los rayos solares, es un candidato a la osteoporosis. De no corregirse a tempranas edades, la pérdida de la densidad ósea seguirá su curso y luego será muy difícil corregirla.

Condiciones

Hay tres factores que determinan la gravedad de una rotura ósea:

La **Caída** *misma*

La **Fuerza** *y dirección de la caída*

La **Fragilidad** *de los huesos recibiendo el impacto*

Al modificar uno de estos factores, las probabilidades de que ocurra una rotura de hueso se reducen significativamente. Por ejemplo: no es igual una caída por desvanecimiento que por un resbalón, siendo especialmente grave la segunda, pues en el momento del impacto con el suelo todo el cuerpo se pone rígido para tratar de evitarlo. Sin embargo, en el desmayo la languidez y relajación muscular es tan alta que el impacto se realiza progresivamente, absorbiendo el golpe todo el cuerpo. Del mismo modo, una persona que tenga una sólida formación muscular dispondrá de un escudo corporal muy importante, el cual impedirá que la fuerza del choque llegue directamente hasta el hueso.

La fuerza del impacto y la dirección de la caída son igualmente importantes, pues no es lo mismo rodar que caer en vertical. En la medida en que el cuerpo se deslice o ruede sobre sí mismo, el golpe quedará amortiguado.

Perder el pie o la tracción son causas comunes de caídas, ocurriendo lo primero cuando se reduce el contacto total entre el pie de la persona y el suelo o piso (por ejemplo, con el suelo mojado.) La pérdida de la tracción ocurre cuando la persona empuja un objeto o tira de alguien, ocasionando un deslizamiento brusco del pie de apoyo. Otros ejemplos de pérdida de tracción incluyen tropiezos, especialmente en superficies desniveladas como aceras, bordillos o elevaciones del suelo que ocurren en alfombras, pisos ascendentes o tarimas. La pérdida del pie ocurre también al usar objetos domésticos para propósitos diferentes del uso destinado, como intentar alcanzar algo subiéndose a sillas en la cocina o al tratar de mantener el equilibrio sobre cajas o libros.

Una caída puede ocurrir cuando los reflejos de la persona cambian. A medida que las personas envejecen, los reflejos se hacen más lentos y la respuesta es tardía. Algunos ejemplos de reflejos incluyen frenar violentamente a un niño cuando corre hacia la calle, o esquivar rápidamente algo cuando cae hacia nosotros. El proceso de envejecimiento retrasa el tiempo de reacción de una persona y dificulta la recuperación del equilibrio después de realizar un movimiento o cambio rápido de peso corporal.

Las respuestas protectoras, como los reflejos y cambios en postura que frenan el impacto, pueden reducir el riesgo de una fractura de hueso a consecuencia de una caída. Las personas que caen sobre sus manos o agarran un objeto a medida que descienden al suelo están menos propensas a fracturarse la cadera, pero pueden fracturarse la muñeca o el brazo. Aunque estas fracturas son dolorosas e interfieren con las actividades habituales, no conllevan los riesgos asociados de una fractura de cadera. El tipo de superficie en donde uno cae también puede determinar si se romperá o no un hueso. Las escaleras, por ejemplo, son sumamente peligrosas, lo mismo que las calles en declive.

Estadísticas

- Más del 90% de las fracturas de cadera están asociadas con osteoporosis.
- Nueve de cada diez fracturas de cadera en personas de edad avanzada ocurren a consecuencia de una caída.
- Las personas que sufren una fractura de cadera tienen una probabilidad de un 5 a un 20% mayor de morir en un plazo de un año a causa de esa lesión, que otras personas en ese mismo grupo.
- Entre las personas que vivían independientemente antes de una fractura de cadera, un 15 al 25% de ellas estarán todavía en centros de atención a largo plazo un año después de la fractura.
- Las mujeres sufren la mayoría de las caídas y éstas ocurren en sus hogares por la tarde.
- Ser alto aumenta el riesgo de una fractura de cadera.
- Apoyarse de manera que caiga sobre sus manos o agarrar un objeto mientras se cae puede evitar una fractura de cadera.

Formas de mejorar el equilibrio

Haga ejercicios para fortalecer los músculos. El Tai chi y el baile son deportes especialmente recomendables para ello.

Obtenga la corrección máxima de la vista.

Trate de usar lentes bifocales o progresivas, salvo que le produzcan mareos.

Practique ejercicios de equilibrio todos los días.

No pida ayuda para resolver las dificultades cotidianas y siga valiéndose por sí mismo, si puede, hasta el fin de sus días.

Los cambios en la masa muscular y grasa corporal pueden desempeñar también un papel en las caídas, ya que a medida en que las personas envejecen pierden masa muscular al disminuir poco a poco el nivel de actividad. Pero más que una cuestión física es una aptitud mental, pues muchas personas son viejas porque así lo dice su fecha de nacimiento, no porque su cuerpo haya perdido facultades significativas.

Lo que ocurre es que la pérdida de masa muscular, especialmente en las piernas, reduce la fuerza de una persona hasta el punto en que no le es posible levantarse de una silla sin ayuda. Además, a medida que las personas envejecen, pierden los músculos y el colágeno que han amortiguado y protegido hasta entonces las áreas huesudas, como las caderas. Esta pérdida de amortiguamiento también afecta a la planta de los pies, dificultando la capacidad de la persona para mantener el equilibrio. La pérdida gradual de fuerza muscular, que ocurre comúnmente en las personas de edad avanzada pero que no es inevitable, también desempeña un papel en las caídas. Sin embargo, los ejercicios para desarrollar fuerza muscular pueden ayudar a que la persona recupere el equilibrio, el nivel de actividad y las habilidades cognitivas sin importar su edad.

Los cambios en la vista también aumentan el riesgo de caídas, pero afortunadamente la reducción de la vista puede corregirse con lentes, aunque a menudo estas lentes alteran la percepción de profundidad cuando la persona mira hacia abajo a través de la mitad inferior de sus lentes. Esto facilita que la persona pierda el equilibrio y se caiga, al menos hasta que se adapte a ellas. Para evitar que esto suceda, las personas que usan lentes bifocales o progresivas deben practicar mirando directamente enfrente de ellas o bajando la cabeza. En muchas otras personas de edad avanzada, sin embargo, no es posible corregir completamente los cambios en la vista, haciendo peligroso aun la estancia en el hogar. Esta es la razón por la cual muchos ancianos tienen que acabar sus días en una residencia.

Medicamentos que pueden aumentar el riesgo de caídas

A medida que las personas envejecen, es frecuente que tengan dolencias que obliguen a tomar una variedad de medicamentos. Los enfermos crónicos que tienen mala circulación, dolencias articulares que limitan su movilidad, o que padecen alteraciones sensitivas o cerebrales, así como quienes toman habitualmente medicamentos diversos al mismo tiempo, están más propensas a sufrir caídas ocasionadas por mareos, confusión, desorientación o reducción de reflejos. Nadie es capaz de asegurarle que esa mezcla de medicamentos, tomados durante varios meses o años, no le causará problemas serios en sus habilidades mentales.

Beber bebidas alcohólicas aumenta también el riesgo de caídas, ya que es un potente inhibidor de los sentidos, existiendo unos reflejos torpes y una capacidad de respuesta torpe. Debemos advertirle que no hay bebida alcohólica inofensiva, aunque algún médico le asegure que un vaso de vino en las comidas es bueno para "la circulación". Además, el alcohol es más peligroso en la medida en que se cumplen años, y la cantidad que hace tiempo no le producía ningún trastorno, ahora puede dejarle somnoliento de forma instantánea. El mayor problema es que el enfermo se ha adaptado parcialmente a sus habilidades, y no siempre es consciente de que las tienen muy mermadas, por lo que realizará conductas arriesgadas que pueden conducir a una caída.

Entre los medicamentos que ocasionan esta disminución de las habilidades están: los hipotensores, los medicamentos para el corazón, los diuréticos, los relajantes musculares y los tranquilizantes o ansiolíticos.

Cómo evitar las caídas fortuitas

Cuando el clima no es bueno, use un andador o bastón para obtener mayor estabilidad.

Use zapatos con suela antideslizante para aumentar la tracción.

Utilice zapatos que le estabilicen el tobillo.

Vigile cuidadosamente las superficies de los pisos en edificios públicos. Muchos pisos están hechos de mármol o baldosa y están altamente pulidos, por lo tanto pueden ser muy resbaladizos. Cuando los pisos tengan zonas de alfombra o plástico, manténgase sobre ellos siempre que sea posible.

Identifique los servicios comunitarios que pueden ofrecer ayuda, como las farmacias abiertas las 24 horas que hacen entregas a domicilio o las tiendas de comestibles que toman pedidos por teléfono, especialmente cuando el tiempo es desapacible.

Use un bolso colgado del hombro, bolsas atadas en la cintura o una mochila para dejar las manos libres.

Deténgase frente a los bordillos de aceras y verifique la altura de ellos antes de subir o bajarlos. Tenga precaución sobre los bordillos que han sido adaptados para permitir el acceso de bicicletas o sillas de ruedas.

Las cuestas hacia arriba o hacia abajo pueden conducir a una caída.

Consejos de seguridad en el hogar

Mantenga todas las habitaciones ordenadas y colóquelas siempre del mismo modo. Usted debería ser capaz de encontrar sus cosas incluso con los ojos cerrados.

Mantenga la superficie de los pisos lisa pero no resbaladiza. Nunca utilice cera ni abrillantador de suelos a no ser que se anuncien como antideslizantes, que los hay.

Use calzado de tacón bajo pero evite caminar en calcetines, medias o zapatillas flojas y abiertas en la parte trasera.

Verifique que todas las alfombras y moquetas tengan por debajo una base a prueba de resbalones o estén adheridos al piso, igual que para las alfombras en las escaleras.

Mantenga todos los cables eléctricos y líneas telefónicas alejados de las áreas de paso.

Para obtener seguridad optima, instale apoyabrazos de seguridad en las paredes de los baños de las bañeras, duchas e inodoros. Si puede, cambie la bañera por una ducha.

Use una alfombra de goma para la ducha o bañera.

Mantenga una linterna con pilas nuevas al lado de su cama.

Instale luces en el techo, evitando los apliques, salvo los de las mesillas. Los interruptores siempre junto a las puertas. Otra opción es instalar lámparas activadas con voz o sonido.

Use bombillas de por lo menos 100 vatios en su hogar.

Evite subirse a los taburetes, mucho menos para alcanzar algo situado en las alturas. Para esto existen escaleras plegables. Con el tiempo, evite colocar cosas en las alturas para reducir a un mínimo la necesidad de subir a taburetes o de extender el cuerpo excesivamente.

Si tiene teléfono móvil, llévelo consigo incluso en el hogar. Un teléfono sonando a lo lejos pone nervioso a cualquiera y no le servirá para nada si se cae bruscamente en otra habitación.

Si toma varios medicamentos, hable con su médico o farmacéutico sobre las posibles interacciones entre ellos y si pueden alterar su conciencia y reflejos.

Tenga informados a sus familiares dónde está en cada momento.

Si vive solo, puede que le convenga contratar a una compañía de vigilancia que responda a su llamada las 24 horas del día. El ayuntamiento suele proporcionar personas cualificadas gratuitamente.

Practique ejercicios de equilibrio todos los días

Mírese en un espejo. ¿Es capaz de permanecer erguido sin tambalearse? De no ser así, he aquí algunos ejercicios:

Mientras sujeta el respaldo de una silla, fregadero o mostrador, practique poniéndose sobre un solo pie a la vez durante un minuto. Aumente gradualmente el tiempo, tratando de mantener el equilibrio con los ojos cerrados e incluso inténtelo sin sujetarse.

Practique también poniéndose de puntillas y luego balanceándose hacia atrás para mantener el equilibrio con los talones. Manténgase en cada posición contando hasta 10.

Mientras sujeta el respaldo con ambas manos, use las caderas para mover su cuerpo en un círculo grande hacia la izquierda y hacia la derecha. No mueva los hombros ni los pies. Repita 5 veces.

FRACTURAS POR COMPRESIÓN VERTEBRAL

Las vértebras de nuestra columna soportan tensiones y compresiones distintas a las de cualquier parte del cuerpo, siendo por tanto las más afectadas de todas. Diariamente, incluso cuando estamos sentados, se aplastan unas a otras, especialmente las lumbares y algo menos las dorsales, aunque las cervicales deben adaptarse varias veces cada minuto, tal es el requerimiento que de ellas hacemos. Para protegerlas tenemos esa maravilla denominada discos intervertebrales, unos cartílagos elásticos que hacen de almohadilla… salvo que consigamos sacarles de su sitio o los desgastemos prematuramente. En las fracturas por compresión de las vértebras, el tejido óseo del cuerpo vertebral se colapsa y puede verse afectada más de una vértebra. Esta anomalía se puede producir cuando hay osteoporosis (la causa más común), tumor, trauma o lesión en la espalda. Cuando la fractura se presenta a consecuencia de la osteoporosis, las vértebras de la columna inferior y torácica (pecho) se ven normalmente afectadas y los síntomas pueden empeorarse al caminar.

Cuando hay fracturas múltiples puede presentarse cifosis, una encorvadura de la espina dorsal hacia delante que puede originar presión sobre la médula espinal, la cual produce síntomas de entumecimiento, hormigueo o debilidad. Los síntomas dependen de la zona de la espalda afectada; sin embargo, la mayoría de las fracturas son estables y no producen síntomas neurológicos.

Síntomas

Dolor de espalda de comienzo súbito o crónico

Disminución de la estatura corporal

Cifosis (joroba).

Signos y exámenes

El examen físico puede revelar cifosis y en ocasiones presenta sensibilidad sobre la vértebra lesionada. Las radiografías, e incluso la reflexoterapia, de la columna vertebral muestran al menos una vértebra comprimida más pequeña que las demás. Si no hay antecedentes de un trauma significativo, entonces es necesario realizar una prueba de densidad ósea para evaluar una osteoporosis.

Si existe preocupación de que la fractura haya sido ocasionada por un tumor que está desgastando y debilitando el hueso, serán necesarias otras pruebas. De la misma manera, si la fractura fue ocasionada por un trauma intenso (como un accidente automovilístico, caer desde una altura, etc.), entonces es necesario realizar nuevas pruebas (TC) para saber si hay fragmentos de hueso presionando la médula espinal.

Tratamiento

La mayoría de las fracturas por compresión afectan a los ancianos con osteoporosis y generalmente no ocasionan lesión de la médula espinal. El tratamiento consiste en atacar la osteoporosis con productos que mejoren la densidad ósea, así como con el resto de terapias indicadas en este libro. No se recomiendan fajas, férulas, ni corsés, pues terminan debilitando definitivamente los músculos, los auténticos responsables de la estabilidad de la columna vertebral.

Si la fractura es ocasionada por un tumor, éste podría necesitar una biopsia (se extrae quirúrgicamente un trocito de hueso y se examina bajo el microscopio para determinar la naturaleza del tumor) y tratamiento.

Las fracturas ocasionadas por traumatismo usualmente necesitan férulas rígidas para proteger el hueso durante 6 a 10 semanas mientras sana. La cirugía puede ser necesaria si se presenta algún tipo de pérdida de funcionamiento debido a un hueso que presiona la médula o los nervios espinales, aunque los estiramientos y tracciones, así como la habilidad de un buen osteópata, puede evitar pasar por el quirófano.

Pronóstico

La mayoría de las fracturas por traumatismo curan entre las 8 y 10 semanas, aunque se requiere reposo. Las fracturas osteoporósicas pueden no curarse definitivamente y ocasionar dolores crónicos de baja intensidad, generando cierta discapacidad.

Complicaciones

Compresión de la médula espinal o de la raíz de un nervio.

Cifosis (joroba).

Dolores en los huesos

¿Quién no ha sentido un dolor intenso en los huesos de la pantorrilla cuando era niño? Dolor de crecimiento –nos decían-; síntoma de que nuestros huesos se estiraban pues estaban vivos. Por eso, el dolor en los huesos es más frecuente de lo que pensamos, aunque menos habitual que el dolor en la articulación y que el dolor muscular. Cualquiera que sea la causa (traumatismos, osteoporosis, tumores), el dolor óseo siempre debe tomarse en serio y se debe buscar asistencia médica en cualquier momento que se presente.

Causas comunes

Traumatismo, abierto o cerrado

Fractura infantil, un tipo de fractura por tensión característica de los niños que están aprendiendo a caminar

Utilización excesiva del hueso (deportistas en especial)

Infección ósea

Cáncer en los huesos

Cáncer por metástasis (el mal se ha diseminado)

Pérdida de mineralización (osteoporosis)

Interrupción del suministro sanguíneo (como ocurre en ciertas anemias)

Leucemia (cáncer linfático)

Osteomielitis (infección grave en los huesos).

Acudiremos al médico cuando

El dolor óseo es inexplicable

Sentimos dolor en los antebrazos, manos, parte inferior de las piernas o pies

Sentimos dolor en los talones (dolor calcáneo)

Si el dolor ha aumentado recientemente

Si percibimos que algún hueso aumenta de tamaño.

Un mal en cadena

Una fractura de compresión de la columna vertebral puede causar un colapso de las vértebras espinales y esto es algo que puede ocasionar incapacidad durante bastante tiempo.

Solamente en Estados Unidos, hay más de 50 millones de personas que sufren de osteoporosis. En todo el mundo, 8,9 millones de fracturas se producen anualmente a partir de esta enfermedad, una cada 3 segundos. 1 de cada 3 mujeres y 1 de cada 5 hombres sufrirán una fractura osteoporótica a partir de los 50 años. Para el año 2050, se prevé que la incidencia mundial de fracturas de cadera aumentará en un 300%. Quizá ha llegado el momento de analizar las verdaderas causas de la enfermedad y los remedios más eficaces. Resulta obvio que la terapia actual no soluciona la enfermedad.

El problema es que las opciones médicas para tratar la osteoporosis son incorrectas y no se deben considerar como "tratamientos". Los efectos secundarios que se producen en el cuerpo por la mayoría de los medicamentos contra la osteoporosis están entre los peores de todos los tratamientos ortodoxos disponibles para cualquier enfermedad.

Algunos de los efectos secundarios y complicaciones comunes incluyen: Osteonecrosis maxilar, fibrilación auricular (latidos cardíacos rápidos e irregulares), cáncer de esófago, cáncer de mama (de la terapia de TRH), úlcera péptica, esófago de Barret, uveítis, hipocalcemia, toxicidad renal, y dolores generalizados, y el más absurdo de todos ellos, ¡aumento del riesgo de fracturas óseas! Si repasamos los datos de las personas que han sufrido fracturas óseas, especialmente de cadera, veremos que la mayoría – sino la totalidad- estaban recibiendo terapia farmacológica contra la osteoporosis. El problema es que usted escuchará que se trata de medicamentos de "última generación" y de las últimas "investigaciones" sobre los beneficios de estos medicamentos. El médico ha sido engañado, al igual que usted.

Osteoporosis provocada por los medicamentos

Se conoce que algunos medicamentos farmacéuticos provocan una pérdida de masa ósea. En noviembre de 2004 la inyección anticonceptiva Depo-Provera se convirtió en el último en unirse a la lista que también incluye a los medicamentos con glucocorticoides, los medicamentos de quimioterapia para los cánceres de próstata y cáncer, y los antidepresivos SSRI. La advertencia para el Depo-Provera afirma que el medicamento provoca una pérdida de la densidad ósea que aumenta cuanto mayor es el periodo de tiempo en que la mujer lo utiliza, y que esta pérdida "podría ser clínicamente relevante". Debido a que la pérdida de masa ósea no puede ser siempre invertida, la FDA no recomienda que las mujeres que tienen otras opciones utilicen el Depo-Provera como un control de natalidad a largo plazo (es decir, durante más de dos años).

Las personas que toman medicamentos con glucocorticoides (es decir, prednisona, prednisolona, dexametasona, y cortisona) durante más de tres meses también corren el riesgo de sufrir osteoporosis, según el Colegio Americano de Reumatología. Los medicamentos con glucocorticoides disminuyen el ritmo de la formación ósea. También "interfieren con el metabolismo del calcio y afectan a los niveles de las hormonas sexuales provocando un aumento en la pérdida ósea".

La terapia de privación de andrógenos, administrada a pacientes de cáncer de próstata, es otro tratamiento que aumenta los riesgos de fracturas de huesos debidas a la osteoporosis. Como los glucocorticoides, el riesgo aumenta con el periodo de tiempo en el que se utiliza terapia. A pesar del conocido efecto de la terapia sobre los huesos, pocos pacientes reciben algún tipo de seguimiento, tratamiento preventivo, o tratamiento para la pérdida ósea, según Tawee Tanvetyanon, MD. de la Loyola University Chicago Striteli School of Medicine.

Las mujeres que fueron empujadas a una menopausia temprana mediante la quimioterapia utilizada para tratar los cánceres de mama en etapas tempranas, mostraron una pérdida de masa ósea inesperadamente elevada en un estudio publicado por el Journal of Clinical Oncology.

Médicos del Dana-Farber Cancer Institute, Brigham y el Women's Hospital de Boston hallaron que Algunas mujeres que entraron en la menopausia provocada por la quimioterapia "perdieron tanto como un 8% de sus huesos en únicamente un año [unas cuatro veces el ritmo normal de pérdida de masa ósea postmenopáusica]". Los médicos detuvieron su estudio antes de lo previsto para que las mujeres pudieran recibir tratamiento para prevenir una mayor pérdida ósea.

Más recientemente, estudios animales sobre la pérdida ósea han planteado preocupaciones sobre la utilización de antidepresivos inhibidores de la recaptación de la serotonina selectivos (SSRI) en adolescentes y niños. Estudios de laboratorio ha mostrado que las vías de la serotonina, que son dificultadas por los SSRIs, están relacionadas con el crecimiento de los huesos. En un artículo de Stuart J. Warden, PT, PhD, y col. publicado en una edición on line de Endocrinology, el desarrollo óseo fue medido en ratones normales sin medicar, en ratones normales que recibieron Prozac a edades tempranas, y en ratones que fueron criados genéticamente.

Tanto los ratones de bioingeniería como aquellos que recibieron Prozac, desarrollaron huesos más estrechos y menos densos que los controles. Debido a que la masa ósea pico se desarrolla durante la adolescencia, esta investigación indica una potencial necesidad de tener cuidado al recetar SSRIs a adolescentes.

Tomar medicamentos farmacéuticos como estos es simplemente parte del riesgo global de tener huesos frágiles. Otros factores de riesgo reconocidos incluyen una edad avanzada; ser de etnia blanca no-hispana; ser de etnia asiática; tener una estructura ósea pequeña; tener una historia familiar de osteoporosis o fracturas relacionadas con la osteoporosis en uno de los padres o hermanos; haber sufrido una fractura anterior tras un trauma de bajo nivel, especialmente después de los 50 años; tener una insuficiencia de hormonas sexuales; anorexia nerviosa; fumar cigarrillos; abusar del alcohol; una baja ingesta o absorción de calcio y vitamina D en la dieta; y un modo de vida sedentario o de inmovilidad.

Un remedio sintético controvertido

La ipriflavona (7-ÍsopropoxÍsoflavona) es un derivado sintético de las isoflavonas, utilizada como tratamiento recetado para la osteoporosis en Italia, Japón, Argentina y otros países. Según diversas investigaciones (en su mayoría extranjeras) la ipriflavona puede inhibir la descomposición del hueso, aumentar la actividad de los osteoblastos, y reducir el dolor de las fracturas por osteoporosis. Susan E. Brown, PhD, CCN, que dirige el Proyecto de Educación de Osteoporosis, analizó 31 estudios clínicos en humanos de la ipriflavona que fueron publicados en inglés desde 1989 hasta abril de 2000. De los 31 estudios, 18 estaban controlados con placebo.

Aproximadamente la mitad de los estudios controlados con placebo muestran que la ipriflavona aumenta la densidad ósea o disminuye la pérdida ósea de manera más efectiva que únicamente la administración de calcio. La experiencia personal de la Dra. Brown con pacientes en su clínica indica que "la ipriflavona es generalmente efectiva para detener la pérdida de masa ósea en las mujeres postmenopáusicas que están sufriendo una pérdida ósea excesiva". El aspecto más inquietante del estudio IMEFS es que 29 de las 234 mujeres que tomaban la ipriflavona junto con el calcio desarrollaron linfopenia (un número bajo de linfocitos) y fueron sacadas del estudio. Aunque es similar en estructura a los fitoestrógenos como la genisteína y la daiiizeína, la ipriflavona no parece tener una actividad estrogénica que afecte al tejido mamario y uterino.

MENOPAUSIA

La menopausia natural se produce como promedio a los 49 a 50 años, aunque es frecuente que se lleguen hasta los 55 años. A medida que los ovarios envejecen la respuesta a las gonadotropinas hipofisarias (FSH y LH) disminuye, inicialmente con fases foliculares más cortas (por lo tanto ciclos más cortos), menos ovulaciones y descenso de la producción de progesterona y mayor irregularidad en los ciclos. Eventualmente el folículo no responde y, sin la acción de los estrógenos, las gonadotropinas circulantes aumentan de forma importante. Los niveles de estrógenos y progesterona están notoriamente reducidos, lo mismo que los andrógenos (androstenodiona), aunque la testosterona disminuye sólo levemente pues también se produce en las glándula suprarrenal. Es importante resaltar que la mujer también segrega hormonas masculinas, siendo esta la causa de ciertas manifestaciones de virilización al llegar al climaterio, tales como aumento del vello facial.

Existe también una menopausia prematura que consiste en la insuficiencia ovárica y que se produce antes de los 40 años. El hábito de fumar se asocia a esta menopausia precoz, lo mismo que la exposición a los rayos X, fármacos quimioterápicos y cirugía que altere el aporte sanguíneo al ovario. La menopausia artificial se produce tras la extirpación de los ovarios.

Síntomas

Aunque no es una enfermedad sino un cambio o una adaptación hacia la vejez, la sintomatología que la acompaña implica su tratamiento. La suspensión durante un año de la ovulación indicaría el cese de la función reproductora, aunque los síntomas pueden durar entre 1 y 5 años.

A partir de los 40 años la mujer puede empezar a sentir los primeros síntomas del cese de la función ovárica, pero es igualmente frecuente que comiencen a los 25 a 35 años o con posterioridad a los 50. Un envejecimiento prematuro de los ovarios, lactancia prolongada, enfermedades debilitantes, procesos infecciosos, irradiación por rayos X o falta de vida sexual en pareja, pueden causar la llegada de la menopausia prematuramente. Cualquier mujer en edad crítica o que sospeche la llegada de la menopausia deberá ponerse a tratamiento, ya que las alteraciones psicológicas la pueden afectar grandemente. Recomendamos encarecidamente el uso de productos naturales, evitando especialmente la terapia de estrógenos sustitutivos.

Los síntomas habituales incluyen: oleadas de calor al rostro, irritabilidad, palpitaciones, insomnio, vértigos, dolores de cabeza, entumecimiento de manos o pies, dolores musculares, artrosis, incontinencia urinaria y aumento de la libido. También pueden darse con normalidad arrugas cutáneas, sequedad de la mucosa vaginal, aumento del vello facial y cambios en la voz. La ausencia de estrógenos será la causante de que estos síntomas aparezcan en mayor o menor medida.

La falta de sueño debida a las molestias de las crisis vasomotoras (oleadas de calor) contribuye a la fatiga y la irritabilidad. Puede haber mareos intermitentes, parestesias y síntomas cardíacos como palpitaciones y taquicardia, aumentando la incidencia de cardiopatías. Tiende a haber dispareunia (dolor vaginal en la relación sexual), aumento de la relajación pélvica, incontinencia urinaria, cistitis y vaginitis. Es común que las pacientes refieran náuseas, flatulencia, estreñimiento, diarrea, artralgias y mialgias.

Tratamiento

Las hierbas que mejor resultado proporcionan son el **Ñame silvestre**, **agnus cactus**, salvia y melisa, seguidas de la ortiga, escaramujo, valeriana, milenrama, mejorana y flor de naranjo. Las hojas de olivo para corregir la hipertensión, el hipericón para las depresiones nerviosas y la Onagra para la sequedad cutánea y vaginal, serán también parte importante del tratamiento. Con el fin de aportar estrógenos se recurrirá al lúpulo, isoflavonas de soja y avena. La alcachofa, la alfalfa y la calaguala, también son útiles en general.

Oligoterapia

El oligoelemento zinc ayudará a corregir los trastornos endocrinos y el manganeso-cobalto los trastornos vasomotores.

Nutrientes

Como suplementos dietéticos el mejor de todos es la jalea real, complementada con vitaminas A y E. También son imprescindibles la vitamina D y el ácido fólico.

Homeopatía

Aconitum CH10, Sulfur CH6, Lachesis CH10, Platinum CH4, Pulsatilla CH6.

Flores de Bach

Madreselva (Lonicera caprifolium)

Crecimiento positivo y optimismo por estar vivo. Impulso para nuevas empresas.

Para personas que se empeñan en vivir en el pasado. De gran ayuda en problemas propios de la senilidad. Añoranza. Recuerdo y fijación obsesiva en los buenos tiempos pasados, en los amores idílicos, impidiéndole que valore mejor su vida presente. Nostalgia, tristeza por lo perdido e imposibilidad de pensar que todo tiempo pasado no fue mejor.

CAPÍTULO 4

TRATAMIENTO

Tratamiento con medicamentos

Aunque la finalidad de este libro es proporcionar soluciones exclusivamente naturales para el tratamiento de la osteoporosis, el enfermo deberá conocer también los recursos que emplea la medicina química. No obstante, y mientras que los productos naturales están habitualmente exentos de efectos secundarios, los medicamentos pueden tener contraindicaciones y ocasionar daños a medio o largo plazo. No los emplee nunca, salvo recomendación expresa de su médico.

El tratamiento estándar para la osteoporosis para las mujeres posmenopáusicas solía ser los estrógenos, pero hay nuevas opciones y, además, se cuestiona la eficacia de los estrógenos químicos. La mayoría de los medicamentos disminuyen la velocidad a la que el hueso se reabsorbe (resorción ósea), y esto puede crear problemas para la creación de hueso nuevo por dificultades en la formación de los osteocitos. Los estrógenos (con o sin progesterona) es posible que aumenten la capacidad del cuerpo femenino para absorber calcio y reducir la cantidad de calcio excretado en la orina, pero este efecto no es suficiente ni se consolida. Además, por sí mismos pueden aumentar el riesgo para desarrollar cáncer en el endometrio. La combinación de estrógeno y progesterona, aumenta también el riesgo de cáncer de mama, cáncer de ovario, coágulos de sangre, derrames cerebrales y ataques cardíacos. Hay otras opciones para tratar la osteoporosis.

Bifosfonatos

Entre los medicamentos empleados, están: Alendronato, ibandronato, risedronato y ácido zoledrónico. Estos medicamentos pertenecen a una clase de medicamentos conocidos como bifosfonatos, cuyo efecto es aumentar la densidad ósea, retardando o deteniendo la pérdida ósea y reduciendo el riesgo de fracturas. Los efectos secundarios son infrecuentes pero pueden incluir dolor abdominal y acidez, que se pueden reducir tomando los medicamentos con agua a primera hora de la mañana antes de comer cualquier otra cosa, y permaneciendo en pie en posición vertical durante al menos 30 minutos después de tomarlos. Se administra también por vía intravenosa.

Para que sean eficaces normalmente hay que unirlos a suplementos de calcio y vitamina D.

Otra aplicación es en personas que toman esteroides o cortisonas durante varias semanas, e incluso en quienes permanecen encamados, administrándose entonces como preventivos de la osteoporosis o descalcificación ósea.

Calcitonina

Nos encontramos con un medicamento ampliamente utilizado, sintetizado a partir del salmón, aunque no por ello podemos considerarlo un producto natural, salvo que consumamos dicho pescado. En 1962 se descubrió una hormona que disminuía los niveles de calcio en sangre a la que denominaron calcitonina (CT), creyendo que era de origen paratiroideo, aunque dos años más tarde se confirmó claramente su procedencia tiroidea. Su acción es contraria a la hormona PTH (Parathormona), la cual y en unión de la vitamina D, aumentan la concentración de calcio. La calcitonina es una hormona producida en las células C de la glándula tiroides y aunque su papel en los humanos aún no es claro, en los animales ayuda a regular el calcio en la sangre al disminuir la cantidad de calcio liberado de los huesos. La calcitonina funciona en oposición a la hormona paratiroidea (PHT) y la vitamina D, por lo que produce una disminución de los niveles de calcio en sangre (hipocalcemia) y reduce el dolor óseo.

Se ha encontrado una fuente natural de la calcitonina en el cerdo, anguila y salmón, extrayéndose sin problemas y purificándose. Una vez analizada nos encontramos con un polipéptido compuesto de 32 aminoácidos, con residuos de cisteína y prolinamida, aunque existen diferencias según la procedencia sea humana, porcina o de salmón, siendo esta última la más apreciada por su mayor actividad biológica. Por esta razón, en el tratamiento natural de la osteoporosis se recomienda la ingesta habitual de salmón, pues aunque las concentraciones de calcitonina son pequeñas en comparación con un inyectable, pueden ser suficientes a largo plazo para aliviar los dolores óseos de la menopausia.

Modo de acción

El osteoclasto (célula que destruye el hueso, una destrucción necesaria para que pueda crecer y renovarse) es la célula más rica en receptores de calcitonina, calculándose la existencia de un millón de RCT (receptores) en la superficie de cada osteoclasto. Una vez que la calcitonina (CT) se une a su receptor, ejerce su acción sobre la célula, actuando como un potente inhibidor de la actividad osteoclástica y, por tanto, del remodelado óseo. También actúa como antagónica de las hormonas glucocorticoides que originan osteoporosis.

Se han detectado receptores de calcitonina en el riñón, sistema nervioso central, determinadas poblaciones de linfocitos B, espermatozoides, células tumorales y condrocitos (células del tejido cartilaginoso). También se han encontrado en el tejido mamario durante el embarazo, sin que se conozca bien su significado fisiológico.

Podemos decir que la calcitonina produce una inhibición de la actividad del osteoclasto maduro, lo que lleva a una disminución de la reabsorción ósea. Esto ocasiona que el osteoclasto reduzca también el número de células y que disminuya su área de contacto con la superficie ósea y, consecuentemente, la resorción ósea. Estos efectos quizá sean confusos para el lector profano, pero de un modo sencillo le explicaremos que los huesos en la menopausia pierden masa ósea rápidamente, la cual es liberada a la sangre sin ser utilizada de nuevo. La causa es variada, pero básicamente obedece a una actividad más intensa de los osteoclastos, que como hemos dicho, son los que realmente degradan el hueso viejo, fenómeno llamado resorción. La calcitonina es antagonista de este efecto destructor, aunque no consigue formar hueso nuevo. Tal es así, que de no ponerse medidas adicionales, como ejercicio, vitamina D, etc., el efecto sobre el dolor óseo es pasajero y la enfermedad continuará su curso. El efecto sobre la movilidad es rápido, evidenciándose a los 10-15 minutos, completándose posteriormente la retracción, en un tiempo medio cercano a los 30 minutos.

La calcitonina de salmón, unas 20-40 veces más potente que la humana, ejerce su acción sobre el riñón, aumentando también la absorción intestinal de calcio y otros minerales. Pudiera ser que tuviera cierto efecto anabólico en la formación del hueso y en el crecimiento por una acción estimuladora sobre los osteoblastos (células productoras de sustancia ósea). Otros estudios aseguran que posee cierta capacidad inhibitoria del crecimiento de células de carcinoma mamario e inhibe el desarrollo de cáncer óseo. Sin embargo, para los efectos sobre los osteoblastos (células nuevas) la hormona PTH sigue siendo más efectiva, entre otras razones porque el tratamiento continuado de calcitonina tiende a producir una resistencia a la acción de la misma, ya que se desarrollan anticuerpos frente a la misma.

La función más importante de la calcitonina parece ser la protección del esqueleto, lo que viene avalado por los siguientes hechos:

• En los seres humanos, está elevada al nacer y durante la infancia, así como durante el embarazo y la lactancia, estados en los que existen mayor necesidad de calcio.

• Los niveles séricos de calcitonina resultan inferiores en la mujer que en el varón y disminuyen aún más en la mujer tras la menopausia, coincidiendo con una mayor pérdida de masa ósea.

• La raza negra tiene niveles superiores a la raza blanca, al mismo tiempo que sufre menor incidencia de osteoporosis.

• Algunos grupos han encontrado déficit de calcitonina en la osteoporosis postmenopáusica, aunque estos hallazgos no han sido confirmados por otros. Esta falta de concordancia, junto al hecho, ya señalado, de que en situaciones de extirpación total del tiroides (con niveles indetectables de calcitonina), no se produzca una pérdida importante de hueso, hace que sea una hormona cuya función no está definida.

Posee también cierta acción analgésica, aliviando el dolor producido por la fractura vertebral osteoporósica, la enfermedad de Paget y las metástasis (cáncer) óseas. Este efecto es diferente a otros analgésicos, demostrándose una correlación entre la actividad antiosteoclástica y el poder analgésico; a mayor pérdida ósea, mayor efecto, por lo que se piensa que la acción es por un aumento en las endorfinas.

Hay otra sustancia, la procalcitonina, indetectable en personas sanas, que se eleva especialmente cuando existe una infección bacteriana, por lo que se le ha buscado utilidad en el diagnóstico de estados inflamatorios. En aquellos enfermos en los cuales la elevación es importante, hay casi siempre un cuadro séptico (infeccioso) importante. Tanto es así, que en los análisis se emplea más este factor que la tradicional proteína C reactiva. También ha demostrado su utilidad en el pronóstico de las pancreatitis agudas.

Valores normales

Menos de 10 pg/ml (picogramos por mililitro).

Significado de los resultados anormales

Carcinoma medular de la tiroides

Insulinoma (tumor benigno del páncreas)

Vipoma (tumor maligno del páncreas)

Cáncer pulmonar

Pancreatitis

Infecciones severas.

Utilidad

Enfermedad de Paget (deformación de los huesos)

Hipercalcemia

Osteoporosis postmenopáusica

Dolor asociado a procesos metastásicos (cáncer que se disemina) óseos.

Efectos secundarios

Sangrado excesivo

Desmayo o sensación de mareo

Hematoma (acumulación de sangre debajo de la piel)

Infección (un riesgo en cualquier momento que se presente ruptura de la piel)

Son frecuentes náuseas, dolor abdominal, vómitos, diarrea, alteraciones del gusto, erupciones cutáneas, escalofríos, dolor de cabeza y sudoración.

Como resumen y para evitar confusiones, debemos insistir en que la calcitonina no es un producto que aumente la calcificación (densidad) de los huesos, pues esta es una labor de otros elementos, entre ellos los osteoblastos. Su función es retrasar o retardar la velocidad de pérdida ósea y aliviar el dolor en los huesos. Sin embargo, y aunque los dolores disminuyen significativamente, si el hueso no elimina los osteoclastos las células regeneradoras (osteoblastos) no pueden actuar, produciéndose a corto plazo una degeneración irreversible. Las células viejas deben salir para que las nuevas puedan entrar, y la calcitonina impide este proceso natural. Administrar dosis extras de calcio solamente servirá para aumentar la cantidad de calcio disponible en la sangre, pero sin posibilidad de que pueda ser utilizado por el hueso para renovarse. El riñón y la pared arterial, serán los primeros en acusar esta hipercalcemia.

Aunque la calcitonina retarda la pérdida ósea y reduce el riesgo de fracturas, es menos efectiva a medio plazo que el tratamiento con estrógenos o bifosfonatos siendo, además, muy costosa. Se suministra en forma de aerosol nasal o en inyectable.

Raloxifeno

El raloxifeno es otro medicamento utilizado para la prevención y tratamiento de la osteoporosis. Es similar a otro empleado para el cáncer de mama llamado tamoxifeno y puede reducir el riesgo de fracturas de la columna en casi el 50%, aunque no parece prevenir otras fracturas, incluyendo las de la cadera. Se le atribuyen efectos protectores contra las enfermedades cardiacas y el cáncer de mama, aunque se necesitan aún más estudios para confirmarlo.

El raloxifeno, pertenece a una clase de medicamentos llamados modificadores selectivos del receptor del estrógeno (SERMS), con efectos similares a los estrógenos en el hueso (previene la pérdida del hueso), pero no aumenta el riesgo de cáncer de pecho. Los efectos secundarios pueden incluir sofocos y coágulos de sangre. Las mujeres premenopáusicas no deben tomarlo.

Aunque no es una hormona, parece ser que regula la producción de estrógenos, especialmente en la menopausia, cuando la disminución es notoria. Por eso sus efectos son similares a los estrógenos, especialmente en cuanto a la prevención y el tratamiento de la osteoporosis, pudiendo prevenir el deterioro óseo en la columna vertebral, la cadera y otras partes del cuerpo. Los estudios han demostrado que puede reducir el índice de fracturas vertebrales de un 30 a un 50 por ciento.

El efecto secundario más serio del raloxifeno es un aumento del riesgo en la formación de coágulos sanguíneos en las venas de las piernas (trombosis venosa profunda) o en los pulmones (embolia pulmonar).

Estrógenos

El cuerpo de una mujer produce menos estrógenos durante y después de la menopausia, lo cual puede afectar la resistencia de los huesos. Basados en estudios preliminares, muchos médicos solían creer que esta terapia de reemplazo hormonal podría ser beneficiosa para reducir el riesgo de las enfermedades cardiacas, así como las fracturas óseas causadas por osteoporosis, además de tratar los síntomas de la menopausia. Sin embargo, los resultados de un estudio nuevo, llamado Iniciativa de Salud para las Mujeres (Women's Health Initiative, WHI), ha llevado a los médicos a revisar sus recomendaciones con relación a dicha terapia.

Este estudio, iniciado en 1993, fue efectuado en 161.809 mujeres entre las edades de 50 a 79 años en 40 centros médicos diferentes. Parte del estudio se proponía examinar los beneficios y riesgos para la salud de la terapia de reemplazo hormonal con estrógenos, incluyendo los riesgos de cáncer de mama, ataques cardiacos, accidente cerebrovascular y coágulos sanguíneos.

En julio de 2002, un componente de la WHI, que estudiaba el uso de estrógenos y progestágenos en mujeres que tenían útero, advirtió que los riesgos para la salud excedían los beneficios. Un segundo componente del estudio, que estudiaba la terapia de sólo estrógenos en mujeres que ya no tienen útero, fue suspendido a principios de marzo de 2004. Recordamos que los progestágenos actúan principalmente durante la segunda parte del ciclo menstrual, frenando los cambios en el endometrio que inducen los estrógenos y estimulando los cambios madurativos. Estos efectos también ocurren en la mama. Así mismo, es importante resaltar la función del endometrio, esto es, alojar el huevo después de la fecundación permitiendo su implantación y favoreciendo el desarrollo de la placenta.

El estudio de la WHI mostró que las mujeres que tomaban terapia de reemplazo hormonal tenían 34% menos fracturas de cadera y 24% menos fracturas generales que las mujeres que no recibían las hormonas. Sin embargo, la razón principal para suspender la recomendación para tomar estrógenos /progestágenos fue debida a un 26% de aumento en el cáncer de mama en mujeres que tomaban las hormonas, al igual que el incremento de los ataques cardíacos, accidentes cerebrovasculares y coágulos de sangre (accidentes tromboembólicos).

Ello nos lleva a la recomendación de que las mujeres que estén pensando en tomar la terapia de reemplazo hormonal para prevenir la osteoporosis deberían emplear remedios naturales, menos espectaculares, pero de cualquier modo más inocuos.

La influencia de los estrógenos

La osteoporosis es una enfermedad que puede cursar con dolor y en ocasiones con fracturas consecuentes o lesiones en la espalda. El problema es que es una enfermedad que tarda mucho tiempo en detectarse, pero la pérdida ósea y la degeneración es un proceso gradual que se produce durante muchos años, y se acelera a medida que envejecemos, salvo que pongamos remedio. Las mujeres son más propensas a sufrir de degeneración ósea durante y después de la menopausia debido a los distintos cambios hormonales de la menopausia, pues el varón no tiene un homólogo como se cree, ya que no hay andropausia, término médico incorrecto ya que no hay cese de la producción de testosterona y la fecundidad sigue presente. Sin embargo, cuestionamos seriamente la influencia de los estrógenos en la génesis de la osteoporosis pues el varón, que también padece osteoporosis, aunque no con tanta frecuencia, apenas produce estrógenos. Si tenemos en cuenta cómo se forman los huesos desde el nacimiento, veremos que los estrógenos no tienen apenas influencia. La teoría actual fue mantenida para justificar la terapia hormonal de reemplazo que se aplicaba a la mayoría de las mujeres y que el tiempo demostró sumamente perjudicial. Nuevamente, la industria del medicamento manipuló a los médicos.

Hormona paratifoidea (PTH)

Se trata de una hormona paratiroidea de cadena completa, que se publicita para reducir el riesgo de fracturas en mujeres post menopáusicas al aumentar la formación ósea más que la resorción, y por tanto posee un efecto osteoformador. Los principales efectos secundarios fueron náuseas, cefaleas e hipercalcemia, por lo que solamente se recomienda para su uso en mujeres y hombres con alto riesgo de fractura, incluyendo aquellos con fractura osteoporótica previa, la presencia de múltiples factores de riesgo o fracaso de otros tratamientos.

Se ha mostrado que reduce las fracturas de columna vertebral, cadera, pie, costillas y muñeca en mujeres postmenopáusicas, y en los hombres puede reducir las fracturas de la columna vertebral. Se emplea de forma inyectable por vía subcutánea una vez al día con un dispositivo de inyección especialmente diseñado y pensado para la paciente, que es fácil de usar, incluso para pacientes mayores. No se disponen datos todavía de sus posibles efectos secundarios a medio y largo plazo, pero pudiera ser la terapia del futuro en sustitución de la calcitonina y los bifosfonatos.

La hormona paratiroidea utilizada en dosis bajas, puede aumentar la producción ósea, aunque solamente existe inyectable. A menudo se prescribe para mujeres posmenopáusicas y hombres en riesgo de fractura. Contraindicada en niños.

Una manera más inocua de estimular adecuadamente esta glándula es mediante los siguientes productos naturales: *treonina, taurina, vitamina K2, vitamina D* y *ácido fólico*. Por el contrario, se frena su actividad mediante los medicamentos alcalinos (aquellos que se utilizan para la acidez estomacal) y el calcio.

Ácido alendrónico

"El efecto residual de cinco años de tratamiento con ácido alendrónico es evidente hasta cinco años después de su interrupción".

Esta frase está extraída de la información expedida por el laboratorio fabricante, pero como el tiempo nos ha obligado a admitir con cautela los avances científicos, deberemos esperar unos años más de uso para evaluar los resultados. Los datos proceden de un gran ensayo clínico realizado en Estados Unidos y nos detallan el efecto de una dosis diaria de ácido alendrónico sobre la densidad mineral ósea y el riesgo de fractura en mujeres posmenopáusicas con baja densidad ósea. Los datos fueron alentadores, ya que los autores señalan que las densitometrías y otras medidas sugieren algún tipo de efecto residual de cinco años de tratamiento con ácido alendrónico que es evidente hasta cinco años después de su interrupción. Ya se sabía que los bifosfonatos son liberados del hueso de forma muy lenta (en un plazo de hasta 10 años) una vez que se han incorporado a él, y por ello se planteó el estudio para ver su efecto a largo plazo. Lo que se vio es que en las mujeres que interrumpieron el tratamiento (sin saberlo, ya que tomaban un placebo en vez del medicamento) aumentó ligeramente la pérdida de masa ósea pero sin retroceder hasta el nivel original. Lo que no sabemos es el tipo de vida que hicieron esas mujeres testigos, cuáles fueron los cambios efectuados durante la terapia, y si perduraron posteriormente. Tampoco sabemos cómo influyó su psiquismo, esperanzado por la curación de una enfermedad aparentemente de desarrollo progresivo.

Si tenemos en cuenta que hasta hace pocos años se pensaba que la terapia hormonal sustitutiva (el reemplazo de los estrógenos que dejan de producir los ovarios) sería la forma mejor de evitar la destrucción ósea tras la menopausia, terapia que se abandonó tras la comprobación de efectos secundarios, nos vemos en la necesidad de seguir siendo cautos.

Sales de estroncio

El ranelato de estroncio se define como la unión de un ácido orgánico, el ácido ranélico con 2 átomos de estroncio estable. Se cataloga como un fármaco con acción osteoformadora así como con cierta actividad antiresortiva, asegurándose que reduce el riesgo de fracturas vertebrales en un 32% y de las fracturas no vertebrales en un 31% a los tres años en comparación con el placebo. Se trataría, pues, del primer tratamiento disponible con una acción dual sobre el metabolismo óseo que aumenta simultáneamente la formación ósea y el descenso de la reabsorción de los huesos. Esta acción equilibra el resultado en favor de la formación ósea, con lo que se aumenta la fuerza de los huesos.

El hecho conocido de que los beneficios del tratamiento no se mantienen tras la suspensión del mismo y que reducciones significativas del riesgo de fractura pueden alcanzarse al año del tratamiento, ha generado una tendencia a actuar de manera más rápida en individuos de alto riesgo. Por otro lado la dosificación y duración del tratamiento no está completamente establecida, siendo aún materia de futuras investigaciones.

Cirugía y otros procedimientos

Un procedimiento llamado cifoplastia puede tratar la cifosis, la deformidad de la parte superior de la espalda, la chepa, causada a veces por la osteoporosis. Un catéter inserta un globo en el centro de una vértebra colapsada y luego se expande para que se restaure la altura de la vértebra. El cirujano luego inyecta cemento óseo en la vértebra para mantener su forma. La vertebroplastia es otro procedimiento en el que se inyecta cemento en la vértebra para reforzarlo.

Algunos estudios sugieren que demasiada **vitamina A** puede aumentar el riesgo de osteoporosis. Las personas con osteoporosis, o aquellas en riesgo de contraer la enfermedad, no deben exceder la ingesta diaria recomendada de vitamina A (5000 UI./ día para los hombres y 2000 UI./ día para las mujeres).

Ciertos medicamentos pueden contribuir al desarrollo de la osteoporosis cuando se usa durante largos períodos de tiempo:

Corticosteroides (hormonas esteroides)

Medicamentos para la tiroides

Anticoagulantes

Diuréticos

Antibióticos

Supresores del sistema inmune

Antiácidos que contienen aluminio

En resumen

Los medicamentos con bisfosfonato son los medicamentos más utilizados para tratar la osteoporosis. Los DIE de este tratamiento se han descrito anteriormente, sin embargo, fueron aprobados y siguen siendo aprobados por los reguladores de drogas en todo el mundo. Se utilizan tanto para la prevención y el tratamiento de la enfermedad. Incluyen lo siguiente:

Actonel (risedronato)

Boniva (ibandronato)

Fosamax (alendronato)

Reclast (ácido zoledrónico)

Efectos secundarios admitidos por NHS Las opciones para bisfosfonatos, tomadas por vía oral, incluyen problemas gastrointestinales tales como dificultad para tragar, inflamación del esófago y úlceras de estómago.

Efectos secundarios admitidos por NHS: Las opciones de bifosfonatos, tomadas por vía intravenosa, incluyen síntomas similares a los de la gripe, fiebre, dolor en los músculos o articulaciones y dolor de cabeza.

Otros fármacos utilizados por el establecimiento médico convencional para tratar la osteoporosis incluyen:

Evista (raloxifeno), que pertenece a una clase de medicamentos llamados moduladores selectivos de receptores de estrógenos (SERMs).

Miacalcin y Fortical (Calcitonin), una droga hormonal.

Forteo (teriparatide), otro tratamiento hormonal que tiene una advertencia de la "caja negra" de la FDA ya que puede aumentar el riesgo de desarrollar osteosarcoma, un cáncer raro pero grave.

Este tratamiento es a menudo conocido como terapia de estrógeno. Puede aumentar el riesgo de una mujer de desarrollar cáncer del revestimiento uterino (cáncer de endometrio), cáncer de mama, coágulos de sangre y ataques cardíacos. Otros efectos secundarios incluyen sangrado vaginal, sensibilidad mamaria, alteraciones del estado de ánimo, coágulos sanguíneos en las venas y enfermedad de la vesícula biliar.

Entonces, ¿qué otra evidencia hay sobre los riesgos del tratamiento médico convencional para la osteoporosis? Un artículo esboza un estudio realizado por la Universidad de Columbia Británica y el Vancouver Coastal Health Research Institute, que encontró que los fármacos para la osteoporosis más comúnmente usados casi triplicaban el riesgo de desarrollar necrosis ósea, una condición que Puede llevar a la desfiguración y el dolor incapacitante.

La investigación fue descrita como "el estudio más grande de necrosis ósea y bisfosfonatos, una clase de fármacos utilizados por millones de mujeres en todo el mundo para ayudar a prevenir las fracturas óseas debidas a la osteoporosis".

También se dijo que era el primer estudio para explorar el vínculo entre la necrosis ósea y marcas específicas del grupo de fármacos bisfosfonatos, como Actonel, Didrocal y Fosamax. Los investigadores aparentemente encontraron que las tres marcas tenían resultados similares.

El Journal of Rheumatology publicado en línea publicó los resultados: Una reciente alerta de la FDA sobre los fármacos bisfosfonatos puso de relieve la posibilidad de dolor severo y a veces incapacitante en huesos, articulaciones y/o músculos en pacientes que toman estos fármacos.

CAPÍTULO 5

¿SON NECESARIOS LOS LÁCTEOS EN LA OSTEOPOROSIS?

No hay consumidor que deje de asociar leche con calcio, quizá porque el color de ambos es similar. Esta correlación errónea ha llegado hasta tal punto que la mayoría de los médicos recomiendan tomar leche cuando una persona necesita un aporte extra de calcio. Todos están convencidos de que el calcio presente en la leche viajará rápidamente hasta las mismas entrañas del hueso, "calcificándolo" de inmediato. Y en ese convencimiento muchas personas beben cantidades ingentes de leche, incluso sustituyendo al agua, pues piensan que es mejor beber algo rico en nutrientes que la insípida agua. Sin embargo, la paradoja comienza cuando sabemos que en Estados Unidos, cuya población se manifiesta como consumidora compulsiva de lácteos, el índice de osteoporosis es mayor que en el resto de los países. En pruebas efectuadas con 78.000 mujeres de entre 34 y 59 años durante 12 años por varios profesores de la Universidad de Harvard en Estados Unidos y que fue publicado en el American Journal of Public Health en 1997, sus conclusiones desmienten la tesis de que un mayor consumo de leche o lácteos en general por mujeres adultas las protege de fracturas propias de la osteoporosis, como son las de cadera o antebrazo.

También es interesante recordar el estudio efectuado por Salud y Medio Ambiente en 1983 sobre los hábitos cotidianos de 6.500 habitantes de 65 provincias dispersas de la China rural, en donde se recogen pruebas concluyentes alejadas de cualquier interés comercial. En ese trabajo se demostró -entre otras cuestiones- que la leche animal desmineraliza a los adultos. Es decir, se comprobó que las mujeres que no tomaban leche de vaca y su único alimento eran el arroz, los vegetales, la soja y sus derivados, no padecían osteoporosis. Y que, sin embargo, si dejaban esa dieta e introducían la leche de vaca, sus niveles de calcio biodisponible bajaban y aumentaba la incidencia de esa patología.

Otras investigaciones igualmente fidedignas nos llevan al doctor John McDougall -médico nutricionista del St Helena Hospital de Napa (California, Estados Unidos), quien averiguó que las mujeres de la etnia bantú no toman leche pero sí calcio procedente de fuentes vegetales y, sin embargo, a pesar de que tienen una media de 10 hijos y los amamantan durante largos periodos, no padecen osteoporosis. Pero estas investigaciones no fueron únicas y hasta el doctor William Elks, ex presidente de la Academia Americana de Osteopatía Aplicada, estableció que las personas que toman de 3 a 5 vasos de leche diarios presentan los niveles más bajos de calcio en sangre. También agregó que tomar mucha leche implica ingerir grandes cantidades de proteínas lácteas y éstas producen un exceso de acidez que el organismo intenta compensar mediante la liberación de minerales alcalinos. Además, un hueso denso y altamente mineralizado en calcio desplaza al colágeno y al agua, perdiendo flexibilidad y pudiéndose romper con un simple impacto.

¿Dónde va ese calcio sobrante? Puesto que la sangre no puede almacenar indefinidamente niveles altos de calcio, y una vez que los huesos no pueden emplearlo para consolidar la masa ósea, el mineral no utilizado pasará a ser filtrado por el riñón, en donde comenzará una lenta labor destructora. La formación de nuevos compuestos, como cristales de oxalato cálcico y fosfato cálcico, dará lugar a arenillas y cálculos renales de diferentes tamaños que terminarán por destruir el riñón. Antes de eso, síntomas como la hipertensión, los vómitos, las contracturas musculares, los calambres y el aumento del índice de coagulación sanguínea, nos indicarán que nuestra dieta es demasiado rica en calcio y que las arterias están empezando a endurecerse. La arteriosclerosis, esa enfermedad que estrecha la luz arterial y endurece la pared, se forja mediante el colesterol y el calcio, formando entre ambos un depósito sumamente duro y calcificado que anula la elasticidad de la arteria e impide su oxigenación.

Otros estudios muestran que con una ingesta de 75 gramos diarios de proteína láctea (caseína) se pierde más calcio en la orina del que se absorbe a través de la dieta. Además, el consumo adicional de tabletas de calcio ocasiona un desplazamiento del fósforo y el magnesio, por lo que seguramente aparecerán carencias de estos minerales, indispensables a su vez para los huesos.

El hecho de que se trate de un alimento especializado destinado solamente a su especie, el ternero, nos debería hacer reflexionar por la inconveniencia de su uso en humanos. La masa ósea de un vacuno es totalmente diferente a la del ser humano. El crecimiento del ternero, a expensas de sus huesos y músculos alimentados con la leche de su madre, dura unos dos años y el del hombre veintiún años. Un vacuno tiene unas expectativas de vida de quince años y un hombre sobre los setenta y cinco años. Las hormonas de crecimiento y de fijación del calcio contenidas en la leche de vaca son las destinadas al propio hijo de la vaca. Estas hormonas, entre las que se encuentran la Somatotropina (GH), actúan enérgicamente en el metabolismo del ternero para proporcionarle el rápido crecimiento que tendrá.

Un ternero necesita de sus cuatro estómagos para digerir la leche de su madre y los humanos sólo disponen de un estómago y de ácidos diferentes de digestión. La cantidad de caseína contenida en la leche de vaca, es muy superior a la caseína contenida en la leche de mujer. Dicha caseína se endurece en nuestro organismo formando grandes masas de muco proteína que también acidifica el organismo y por tanto sacrifica el calcio de nuestros huesos ocasionando osteoporosis. También contiene exceso de fósforo que va acidificar nuestro sistema y para combatir dicha acidificación será a expensas de las sales de calcio que se encuentran en el interior de nuestros huesos; de nuevo la osteoporosis.

La leche de vaca es pobre en hierro y en nuestro organismo el hierro y el calcio van en una proporción determinada. Al digerir la leche de vaca, el organismo consume hierro de las reservas y al fallar la proporción de hierro-calcio, también se pierde calcio. Cierto es que la leche de vaca contiene en su composición calcio, pero el hombre lo absorbe mal debido al contenido de caseína, fósforo, hierro y hormonas de vaca. La caseína, contenida en la leche de vaca, una vez en el interior de nuestro organismo, nos hace perder, o bien nos impide metabolizar, las vitaminas del grupo B indispensables para metabolizar el calcio, proteínas, glúcidos, lípidos, fabricar hormonas, y mantener a nuestro sistema nervioso en equilibrio.

El calcio y el hierro debemos de tenerlo en un estado de equilibrio y al metabolizar la leche de vaca ingerida, desequilibramos dicha proporción, por lo que por ello, también, perdemos calcio. Además, cuando empezamos a tener dientes es la señal de que la naturaleza nos avisa que debemos abandonar la lactancia para ingerir otros alimentos más complejos y de fácil digestión, como son los cereales que requieren la presencia de dientes. ¿Por qué seguir bebiendo entonces un alimento que ya no requiere succión y que apenas se parece al original que nuestra madre nos proporcionaba?

Además de los desórdenes metabólicos y hormonales que ocasiona la leche, la conclusión con respecto a la osteoporosis es clara: cuanta más leche tome, más osteoporosis tendrá. Merece la pena, por tanto, insistir en escribir mal de la leche de vaca, puesto que sobre ella pesa una fuerte publicidad -¿engañosa o deliberada?- de que es preventiva y curativa de la osteoporosis y que nos proporciona la cantidad necesaria de calcio. ¿Cómo es posible que siendo una sociedad bebedora habitual de leche y lácteos, estemos a la cabeza de las enfermedades descalcificantes? Todo el mundo, incluidos los médicos, están resignados a que la mayoría de las mujeres menopaúsicas tengan osteoporosis, creyendo que es una consecuencia inevitable de la edad. Ese convencimiento les lleva a recetar comprimidos de calcio y calcitonina, en un intento por restaurar la calidad del hueso. La consecuencia es que los huesos siguen perdiendo densidad (no solamente calcio), mientras que cantidades ingentes de calcio inorgánico circulan peligrosamente en sangre, aumentando así el riesgo de trombosis, calcificaciones de la pared arterial y formando cálculos renales.

Componentes de la leche

Caseína y otras proteínas

¿Qué efectos provoca esta sustancia viscosa en el organismo del adulto? En muchas personas se adhiere a los folículos linfáticos del intestino impidiendo la absorción de otros nutrientes (lo que recuerda a su utilización como pegamento para papel, madera, etc.). Además, su hidrolización parcial tiene otras consecuencias, por ejemplo, desembarazarse de sus residuos metabólicos supone un gasto energético suplementario para el organismo y puede provocar problemas inmunológicos.

La caseína no hidrolizada (fragmentada) contribuye también a la fatiga crónica y a alteraciones intestinales diversas. Además, cuando los fragmentos pequeños procedentes de la hidrólisis parcial de la caseína (péptidos), logran atravesar en ciertas condiciones las paredes intestinales, los linfocitos B de la mucosa intestinal fabrican anticuerpos (las inmunoglobulinas) que se unen con los péptidos (antígenos) formando complejos antígeno-anticuerpo.

Dos de las 25 proteínas antigénicas de la leche de vaca, la caseína y la gammaglobulina bovina, son altamente inmunogénicas, lo que quiere decir que plantean una fuerte demanda sobre el sistema inmunitario para producir grandes cantidades de anticuerpos y complementos. En condiciones ideales, las proteínas de la leche no digeridas o no descompuestas y otros antígenos de los alimentos, son retenidos en el intestino y expulsados junto con la materia fecal. En las personas con deficiencia de IgA, proteínas como la difícilmente digerible caseína, son absorbidas en el flujo sanguíneo en su totalidad y contribuyen al desarrollo de una variedad de enfermedades relacionadas con la autoinmunidad, incluyendo artritis reumatoide, lupus, cáncer...

Grasas

Mientras que la leche humana contiene 45 gramos de lípidos por litro de los que el 55% son ácidos grasos poliinsaturados y un 45% saturados, además de un elevado contenido en ácido linoleico, precursor de prosy y leucotrienos antiinflamatorios, la leche de vaca contiene un 70% de ácidos grasos saturados y un 30% de poliinsaturados. Una composición así favorece la formación de prostaglandinas y leucotrienos, lo que agudiza los procesos inflamatorios, el asma y disminuye las defensas orgánicas. Además, ese 30% de ácidos grasos poliinsaturados pierde sus propiedades cuando por efecto del calor -entre 40 y 45 C°- se saturan.

Hay un proceso industrial en la leche de vaca, la homogeneización, efectuado para disolver las partículas grasas y hacerlo más tolerable a nivel digestivo, que agudiza aún más los efectos perjudiciales de la leche. Estas partículas gruesas, que en su estado natural atraviesan con lentitud los poros de la mucosa intestinal, al estar fragmentadas llegan sin digerir al torrente sanguíneo, aumentando así los niveles de colesterol y gasas saturadas en sangre. Estos pequeños glóbulos de grasa (de un tamaño diez veces inferior al original), dejan pasar intacta la enzima bovina xantín /oxidasa a través de las paredes intestinales, llegan a la sangre, y destruyen el plasminógeno, un componente de las membranas celulares del tejido cardíaco que evita los trombos.

Lactosa

Las personas que no toleran la lactosa tienen cantidades insuficientes de la enzima lactasa que es necesaria para descomponer la lactosa que se encuentra en los productos lácteos. Esta enzima tiene una corta vida en el estómago de los humanos y pasados los siete años de vida apenas se detecta, lo que hace inviable el consumo de lácteos. No es recomendable tomar comprimidos de lactasa para tolerar los lácteos, pues supondría ir en contra del orden natural, del mismo modo que se ha demostrado como un error administrar estrógenos a las mujeres mayores o testosterona a los varones seniles. Si, como sabemos, la lactasa presente en el estómago del bebé contribuye a la absorción del calcio, pero desaparece paulatinamente a medida en que el niño crece ¿no es una señal clara de que el calcio ha perdido la importancia que tenía durante los siete primeros años de vida? ¿Por qué insistir en dar tal abundancia de este mineral?

En Europa, una mala diagnosis suele hacer entrar a los pacientes en el grupo de pacientes con síndrome de colon irritable lo que es solamente una intolerancia a la lactosa. Simplemente sabiendo el consumo total de lácteos del paciente, se tendrá el diagnóstico. Afortunadamente, aunque con bastante retraso, la industria alimenticia ya proporciona no pocos productos exentos de lactosa.

Una seria advertencia

Nuestra conclusión es bien sencilla y clara: sí a la leche materna, no a la leche de vaca. Esta bebida no es aceptada por el organismo humano después del destete, hecho que es mucho más importante al llegar a la madurez. Hay demasiadas enfermedades, algunas graves, relacionadas con su consumo continuado.

Y sobre el calcio la respuesta es clara: la leche no es el medio adecuado para asegurarnos nuestra dosis diaria de este mineral, habida cuenta de que está ampliamente difundido por la naturaleza a través de alimentos más saludables. Pero la obsesión por el calcio es casi una paranoia, publicitándose alimentos "enriquecidos en calcio" para lograr que el consumidor crea que le están ayudando a mantener saludables sus huesos. ¿Han olvidado súbitamente los especialistas en nutrición que la leche de vaca, tan rica en este mineral no es el medio adecuado, especialmente porque una vez en el tubo digestivo humano la inmensa mayoría del mismo es precipitado en forma de fosfato de calcio y expulsado a través de las heces fecales? Sólo una pequeña parte es absorbida. Por el contrario, otras fuentes naturales, como las hortalizas, legumbres, frutos secos y frescos, suministran menos cantidad, pero está biodisponible casi de inmediato.

El problema es cómo convencer a las mujeres que están en la menopausia de que la leche no es una adecuada fuente de calcio, y que sus huesos deben recibir otras ayudas diferentes, por ejemplo, haciendo ejercicio diariamente. Si, como sabemos, la inmovilidad ocasiona una pérdida drástica de la masa ósea, bastaría 30 minutos de ejercicio diario para restituir el calcio perdido en los huesos, sin más ayuda. Existen otras muchas fuentes de calcio más saludables que la leche (almendras, nueces, avellanas, sardinas…), sin olvidar que la mayoría de los terrenos en los cuales se desarrollan los vegetales son ricos en calcio que pasará a través de las raíces hasta la materia comestible.

Si usted está convencido de que debe eliminar la leche de su dieta no se preocupe por sus niveles de calcio y mejor aumente el consumo de otros minerales igualmente imprescindibles en la formación del hueso: magnesio, fósforo, sílice, flúor, cobre, sílice y la preciada vitamina D.

Un hecho significativo es que si repasamos la historia y nutrición de las antiguas civilizaciones, en contadas ocasiones encontramos referencias al uso habitual de esta bebida, siendo la Biblia y el Corán los dos ejemplos más ilustrativos. Otro dato muy importante es que solamente hacia la mitad del siglo XX se empezaron a estudiar las enzimas (la lactasa entre ellas), lo mismo que apenas si nuestros ancestros sabían algo sobre proteínas y aminoácidos (mucho menos de la caseína). Además, la supremacía de los alimentos cárnicos y la creencia (que todavía perdura) de que es necesario comer carne al menos dos veces en semana, ocasionó que los investigadores creyeran que todo aquello que procede de los mamíferos es saludable para los humanos. Esta creencia, afortunadamente, ya casi nadie la comparte, y solamente una industria cárnica bien consolidada consigue que las carnicerías y charcuterías sigan siendo lugares de visita obligada para miles de personas. La leche de vaca, al ser una bebida de origen animal, debería estar igualmente cuestionada, pero su gran similitud con la leche materna ha confundido durante generaciones a los médicos y nutrólogos. En la actualidad, hay más estudios y publicaciones en Internet que hablan de los peligros de los lácteos, que defensores de sus antiguas bondades. Nunca hasta ahora se habían efectuados tantos estudios serios sobre su inocuidad o toxicidad, quizá por que nadie cuestionaba que nos encontrábamos ante un alimento poco saludable.

Derivados lácteos

Respecto a los derivados, quesos, yogur, batidos y helados, podemos recomendar un consumo discreto de **yogur**, pues las bacterias que contiene facilitan sensiblemente el proceso digestivo y su absorción. No obstante, el consumo desproporcionado que se hace del yogur y los productos "bio" está ocasionando un desplazamiento de nuestras propias bacterias intestinales. Además, esas bacterias no generan nuevas colonias, tal y como ocurre con la flora autóctona saprofita. Cuando diferentes especies de bacilos llegan hasta el intestino humano se establece una pugna entre los foráneos y los nativos por el espacio y los nutrientes disponibles. Con el tiempo ganan los extraños y nuestras defensas orgánicas quedan mermadas en lugar de mejorar. Es sabido desde hace milenios que cuando una especie animal foránea se asienta en un país desplaza violentamente a la nativa y con el tiempo se adueña del terreno. Por eso está prohibido llevar especies nuevas a ningún país. El problema es que los científicos amantes de los lácteos parecen haber olvidado esta ley natural.

Los **quesos**, por su parte, pueden estar elaborados de diferentes maneras:

Enzimas Coagulantes: en los quesos elaborados mediante coagulación enzimática o mixta, las enzimas coagulantes constituyen un elemento esencial. Tradicionalmente se utiliza la quimosina o renina, extraída del estomago de los corderos lactantes. Pero debido al aumento en la demanda de cuajos se han desarrollado técnicas para la utilización de enzimas provenientes de microorganismos y vegetales.

Los cuajos microbianos son elaborados principalmente a partir de cultivos de mohos de la especie "Rhizomucor". Actualmente se elabora quimosina producida por fermentación con microorganismos modificados genéticamente, con lo cual se obtiene un enzima bastante similar a la quimosina de origen animal.

Los cuajos vegetales pueden ser obtenidos de la piña (bromelina), lechosa (papaina) e higo (ficina). También se utiliza la extraida del Crdoon. Estos enzimas tienen una capacidad proteolítica menos específica por lo cual pueden causar sabores amargos en los quesos si no son bien utilizados. Su uso a nivel comercial es limitado, generalmente se utilizan en la elaboración artesanal de determinados tipos de quesos.

El problema de algunos quesos es su alto contenido en grasa, por lo que no serán aptos para aquellas personas que tienen problemas con su metabolismo graso, sea por el colesterol, insuficiencia biliar, cálculos renales o arteriosclerosis.

Los **helados y batidos**, puesto que su consumo es mucho menor, deberemos considerarlos como quien bebe un poco de brandy de vez en cuando. En pocas dosis quizá no haga daño.

Nuevas conclusiones

Cuando se habla de la producción de leche, nos viene a la mente la imagen bucólica de las vacas pastando mansamente en unos extensos prados verdes. Ciertamente esta situación, que todavía se produce en muchas regiones (sobre todo en zonas rurales), no es la base de la competitiva industria láctea para obtener sus enormes producciones. Salvo en las zonas rurales, hoy en día es prácticamente imposible acceder a una leche en estado "natural". Estamos a merced de la industria y nos ofrecerán lo que ellos quieran. En los casos en que se podría conseguir leche de un ganadero local, quizás antes de ningún tratamiento, seguramente éste se arriesga a una buena sanción en caso de que Sanidad se enterase.

En general, los lácteos de mayor consumo son la leche, quesos, yogures, helados, mantequilla, nata. Dentro de ellos, existe una amplia gama. Es curioso observar cómo han ido intentando salvar los problemas que acarrean haciendo modificaciones en los productos para que "se adapten a las necesidades nutricionales de cada individuo": si la leche entera es mala para el colesterol, sacamos leche desnatada; si la desnatada "parece" agua, sacamos la semi-desnatada; si al desnatar pierde las vitaminas liposolubles, añadimos vitaminas A y D; si tienes riesgo de osteoporosis, añadimos calcio; si tienes más colesterol, sacamos la leche con Omega-3 en vez de grasa animal… En definitiva, lo que nos venden es un "brebaje" industrial que nada tiene que ver con el producto "natural" original y sus supuestas virtudes.

Con los yogures sucede igual, ahora parece que si no tomas bífidus, estás fuera de onda. He leído artículos diciendo que diversos estudios no han encontrado pruebas de que los bífidus reporten beneficios especiales para la flora intestinal ni la salud, ni la leche ni el yogur. Ese mito de que los búlgaros eran muy longevos por tomar yogur, parece ser que no tiene base científica (quizá sea por un conjunto de factores de vida, no por el yogur). Por cierto, ¿te has fijado que los yogures actuales ya no están hechos a partir de la leche, sino de sólidos lácteos o leche en polvo? Por supuesto, es mucho más rentable descomponer la leche en sus ingredientes y almacenarlos para gestionar los excedentes, usándolos según sea necesario.

"El yogur del siglo que viene", el "mousse", es más cremoso, claro, lleva nata añadida. Ahora se produce gran cantidad de leche desnatada, ¿te has parado a pensar qué se hace con la nata sobrante al desnatar la leche? ¿Crees que la tiran a la basura? ¿Adónde más irá a parar?

Con el suero sucede algo parecido. Es un subproducto de la fabricación del queso. Si lo tiran, es una sustancia muy contaminante y deshacerse de él representa un grave problema para esa industria. La solución: introducirlo en los alimentos como ingrediente. Incluso se vende como suplemento dietético por su "alto contenido en sales minerales, etc.".

¿Has oído hablar de los excedentes de mantequilla que se tiran al océano para mantener los precios estables? Sale más rentable que regalarlo a los países del tercer mundo.

Hablando de regalar al tercer mundo: casi siempre se les suele enviar leche en polvo. Es una forma de sacarse de encima los excedentes; seguro que no la regalan, harán un precio especial. Desde luego, más vale eso que morir de hambre, pero ¿qué efectos puede tener un producto tan desnaturalizado sobre la salud de los receptores? El Proyecto China ha demostrado que los países del tercer mundo (en los que culturalmente jamás se ha consumido lácteos), no padecen osteoporosis y otras enfermedades relacionadas; si les imponemos los hábitos occidentales, les estamos "regalando" muchos problemas de salud.

Incluso las margarinas vegetales suelen incorporar algún derivado lácteo.

Aunque se puede argumentar que uno bebe poca leche (o ninguna), lo cierto es que la mayor parte de los lácteos se ingieren de forma camuflada. Un ejemplo de ello es que hoy en día es realmente difícil encontrar un producto de panadería (pan de molde, galletas, bollería, etc.) que no lleve algún lácteo (indican sólidos lácteos, suero, proteínas de leche, leche en polvo…).

Los procesos de transformación (pasteurización, etc.) se nos han vendido como una medida de seguridad para el consumidor, para eliminar todos los gérmenes. En realidad, estos procesos no "higienizan" la leche (continúa igual de sucia, con pus, sangre, antibióticos, hormonas), pero transforman sus cualidades convirtiéndola en un producto "muerto". Al estar muerta, lo que sí se consigue es que dure en los almacenes muchos meses, evitando pérdidas económicas. La máxima expresión de esto es separarla en sus ingredientes o transformarla en leche en polvo. En el libro Vida Sana, se indican multitud de experimentos realizados en los que, debido a su desnaturalización, la leche muerta no es suficiente ni siquiera para mantener en vida a los terneros, cosa que evidentemente sí sucede estando cruda. Los tratamientos de los productos lácteos

Toxicidad del calcio en administración prologada

El exceso de calcio en la sangre, conocido como hipercalcemia, resulta principalmente de la ingesta excesiva de suplementos de calcio, de vitamina D y de algunas enfermedades (hiperparatiroidismo, tumores, insuficiencia renal crónica, etc.)

Se caracteriza por:

- sed constante
- deseos exagerados de orinar
- cálculos renales
- náuseas y vómitos
- estreñimiento y dolor abdominal
- ritmo cardiaco alterado
- tejidos con calcificación
- ansiedad
- se puede llegar al coma cuando la hipercalcemia es exagerada.

CAPÍTULO 6

TRATAMIENTO CON PRODUCTOS NATURALES

Indudablemente hay dos ventajas en la aplicación de los productos naturales: una, la ausencia de efectos secundarios; y dos, no solamente mejoran la osteoporosis, sino todo el organismo. No obstante, es importante resaltar que la medicina natural nunca trata las enfermedades, sino a los enfermos, no aislando las causas de su entorno social y familiar, mas bien teniéndolos en cuenta. Se insiste en tratar conjuntamente cuerpo, mente y alma, pues de no ser así la enfermedad no se solucionará. Pero si admitimos que la menopausia es un cambio y no una enfermedad, lo importante es que el organismo se adapte a esta evolución positiva, no tratando inútilmente de retroceder en el tiempo. No se trata de hacer que las mujeres sean cada vez más jóvenes, sino de que sean más felices, más fuertes y más sabias, y esto no se logra nunca con medicamentos.

La obsesión por detener el tiempo mediante la cirugía es una ilusión peligrosa, puesto que el envejecimiento continúa internamente, y al igual que resulta inútil pintar un mueble carcomido, al ocultar los signos del paso del tiempo impedimos que sean corregidos. La osteoporosis no es una consecuencia inevitable del envejecimiento, sino que está originada por una larga serie de errores mantenidos durante muchos años y sobre esos errores hay que actuar. Una recomendación: no anule con calmantes el dolor de sus huesos, pues es la señal de alarma que le indica si la terapia que está haciendo produce el efecto deseado.

La medicina natural y cuántica

Parece que la medicina química está plagada de éxitos, de progreso y que ambos son imparables. Lo cierto es que no ha sido así y aunque se dice que muchas enfermedades han sido erradicadas, deberían explicar cuáles y dónde, pues todas las maldiciones siguen ahí, aunque de forma cíclica. Lo que antes parecía olvidado, ya está de nuevo entre nosotros y junto a este hecho una nueva patología ha irrumpido con fuerza: nos referimos a la iatrogenia -las enfermedades causadas por los medicamentos-. Las autoridades sanitarias nos tratan de tranquilizar diciendo que todo está bajo control y que debemos confiar en nuestros médicos, pero una simple lectura a un folleto medicamentoso nos pone en sobre aviso. Aún así, la mayoría de los enfermos no quieren dudar de esa persona que dice intentar curarnos, y toman fielmente ese aparentemente peligroso medicamento.

El inquebrantable anhelo por liberar al ser humano de los padecimientos más agresivos y rebeldes, ha motivado a numerosas personas a descubrir, experimentar y batallar para alcanzar una sola meta: desembarazar a los mortales, dentro de lo posible, de aquellos males que perturbaran su existencia. En sus comienzos, esta labor estaba centrada en las creencias místicas, los hechiceros y los curanderos, pero con el tiempo llegaron los académicos, quienes apoyados por los gobernantes desterraron enérgicamente a este grupo de personas a quienes no consideraban válidas para curar. No estudiaron sus logros, los despreciaron, declarando sabias a las personas que tenían habilidad para memorizar los libros de medicina.

Desde entonces y manteniendo una situación de privilegio rayando en la inquisición, la medicina química defiende intensamente sus fracasos y cuando aparece un experto en medicina natural que asegura curar alguna enfermedad "incurable" por la química, sacan la ley y ponen en los medios de comunicación todo su arsenal alegando que no es ético crear falsas expectativas de curación en los enfermos. Ellos recomiendan ser "realistas" ante la adversidad, y si la medicina oficial no ha conseguido curar una enfermedad concreta no es posible que nadie más lo logre. Una frase muy habitual es: "Lo lamentamos. Hemos hecho todo lo humanamente posible, pero por lo avanzado de su caso no logramos revertir la situación. En otras circunstancias hubiéramos alcanzado un éxito seguro. Lo sentimos mucho". Atrás quedaron las esperanzas de curación, los días de tratamiento químico, los nuevos efectos secundarios y considerables sumas de dinero en concepto de honorarios.

Hay que fijarse en la nueva terminología en que se está moviendo la medicina química, para comprender la intensa labor de marketing y sugestión que están haciendo en la población ignorante. Y es que ahí radica su mayor poder, en la ignorancia de las personas. Por eso el estudio de la salud no está contemplado en los colegios, para que les dejemos a ellos cuidar de nuestro cuerpo. Palabras como enfermedades autoinmunes, medicina nuclear o neurotransmisor, se utilizan comúnmente para explicar al paciente el origen de su enfermedad, aunque ello no suponga que sean capaces de curarlas. Sin embargo, la medicina natural no tiene una opción, sino varias, para resolver la mayoría de las enfermedades, y entre ellas tenemos Aromaterapia, Chacras, Cromoterapia, Digitopuntura, Fitoterapia, Gemoterapia, Medicina Holística, Iridiología, Magnetoterapia, Moxibustión, Musicoterapia, Flores de Bach, Oligoterapia, sales de Schüssler, Nutrición ortomolecular y tantas otras.

Más apasionante todavía es la Medicina Cuántica, palabra que deriva del Quantum o Cuanto, y que significa "unidad", de algo que actúa sobre el cuerpo y sobre la mente, aunque realmente trata de estudiar los fenómenos cuánticos (la energía vibratoria universal) y su relación con las enfermedades. Si todo es cuestión de un desajuste energético, la solución debería llegar por restaurar ese desequilibrio y dejar que el cuerpo termine por curarse a sí mismo. Nada más eficaz… y barato. El problema es qué harían entonces los miles (millones) de profesionales de la medicina química que pasan consulta, venden medicamentos, realizan chequeos y fabrican aparatos tecnológicamente complejos y muy caros. Por eso, y solamente por eso, su interés radica es desprestigiar a todo profesional de la medicina natural que intente curar sus aparentemente incurables enfermedades.

Desde el punto de vista de la Medicina Cuántica, cuando un organismo pierde la capacidad de mantener sus funciones en forma ordenada y armónica, aparece lo que conocemos como enfermedad. Este desorden puede manifestarse en cualquier órgano o tejido, y es por eso, que cada persona desarrolla una enfermedad distinta y con los síntomas particulares que cada individuo es capaz de manifestar. Mantener este desorden, hará que la enfermedad avance o persista. Corregirlo, en cambio, hará que la enfermedad desaparezca totalmente.

La influencia del agua

Con la osteoporosis severa, los huesos pueden convertirse en algo frágil, carente de elasticidad, pues esto último es el mal que determina la osteoporosis, más aún que la disminución de la densidad del hueso. También hay una pérdida de agua. El hueso, pues, se deshidrata. Si tenemos en cuenta que el 25% de la composición del hueso es agua, nos daremos cuenta que esa carencia produce el agrietamiento de la materia sólida, dando lugar a los espacios vacíos que denominamos como "poros". Claro está, que recomendar beber agua a las personas afectadas, como mejor tratamiento, no produce beneficios a las farmacéuticas.

Opciones naturales

Prevenir, revertir e incluso curar la osteoporosis completamente es en realidad bastante fácil de hacer cuando se utiliza una combinación de remedios naturales y adoptar algunos cambios sencillos de estilo de vida -pero todavía toma tiempo para que el proceso funcione-. Usted necesitará 12 meses completos (al menos) para revertir su osteoporosis, sin embargo, comenzará a sentirse mejor y comenzará a notar una gran diferencia en tan sólo 3-4 semanas. Hay una advertencia con todo esto, ya que va a necesitar poner en algún esfuerzo concertado y dedicado de su parte. La realidad es que no hay "solución rápida" para la osteoporosis, ni hay ninguna píldora mágica, ni nada externo le hará estar completamente curado. Para revertir y curar la osteoporosis naturalmente necesita usar múltiples enfoques (enfoque holístico) y lo más importante, aplicarlos todos los días.

Tres requisitos

Para curar la osteoporosis y no sólo mejorar algunos de los síntomas, hay 3 cosas, o 3 niveles de construcción de huesos:

En primer lugar, debe reconstruir la matriz ósea y el cartílago. La matriz ósea es básicamente el fundamento de los huesos, y como la construcción de una casa, los cimientos deben ser colocados en primer lugar.

El cartílago es la capa protectora sobre los huesos que ayuda a reducir la fricción (desgaste) y actúa como un fuerte amortiguador. El cartílago es también una parte esencial de los discos espinales. Si usted sufre de osteoartritis, así como la osteoporosis, la reconstrucción del cartílago adquiere aún más importancia.

En segundo lugar, debe obtener los huesos sanos y fuertes de nuevo reponiéndolos con todos los nutrientes esenciales del hueso, incluyendo calcio, magnesio, boro, vitamina D, estroncio y vitamina K, además de sílice, flúor y cobre, sin olvidar el fósforo. No se centre, pues, en el calcio.

En tercer lugar, debe hidratar el hueso, pues el agua constituye el 25% de su composición. Es barata, no necesita receta y le ayudará a mantener su salud. Los minerales constituyen el 45%.

En cuarto lugar, hay que tener en cuenta las trabéculas óseas, cada una de las prolongaciones formadas por tejido óseo que limitan las cavidades medulares de la sustancia esponjosa. Este tipo de hueso se localiza en la epífisis de los huesos largos y en los huesos planos. Las trabéculas óseas contienen osteocitos dentro de osteoplastos, rodeados de matriz ósea y la parte interna del tejido óseo esponjoso, entre las trabéculas óseas, se encuentra la médula ósea roja (tejido hematopoyético).

De estas zonas depende la elasticidad del hueso, la cualidad que evitará que se rompan con los impactos. Son el andamiento que soporta la estructura general y deben tener zonas huecas para cumplir su misión. La calciterapia, rellenaría estas zonas y crearía un nuevo mal.

SUSTANCIAS PARA EL SISTEMA ARTICULAR

Complejo GLUCOSAMINA, CONDROITINA, MSM

Esta combinación popular de Sulfatos de Glucosamina y Condroitina, además de MSM, ayuda a mantener las articulaciones saludables y flexibles, nutriendo al cartílago y los tejidos que amortiguan los huesos. También ayuda a producir una respuesta anti-inflamatoria, produciendo flexibilidad y comodidad en las articulaciones. Es la combinación más popular en la actualidad para la salud de las articulaciones, con dos nutrientes naturales.

Glucosamina

La glucosamina (sulfato de glucosamina) es uno de los tres principales componentes estructurales que se encuentran en los productos más populares que ofrecen respaldo a las articulaciones y es el suplemento ideal para la salud de las articulaciones y los cartílagos. Funciona como lubricante a fin de aportar soporte nutricional a articulaciones sanas para tener mayor comodidad de movimiento, sirviendo igualmente para ayudar a la movilidad y la flexibilidad, al mejorar la amplitud de movimiento.

Es un componente estructural clave en los cartílagos, que nutre y revitaliza los componentes celulares en el interior de las articulaciones. Se extrae del caparazón de los camarones, la langosta y el cangrejo, como también de fuentes no animales.

Un estudio clínico demostró que las personas que tomaron sulfato de glucosamina después de dos semanas mejoraron significativamente la salud general de las articulaciones. Además, tuvieron calificaciones más altas en la escala de salud y en una escala libre de movilidad. La glucosamina demostró ser efectiva para la salud general de las articulaciones.

Otro estudio de tres años sobre los efectos del sulfato de glucosamina (212 sujetos que tomaron 1.500 mg por día) demostró que el sulfato de glucosamina mantuvo los cartílagos de las rodillas saludables. Además, la glucosamina mejoró significativamente la salud de las articulaciones y la amplitud de movilidad comparada con el placebo.

Beneficios:

Ideal para la salud de las articulaciones y los cartílagos

Nutre y revitaliza los componentes celulares del interior de las articulaciones

Funciona como lubricante para mejorar la salud de las articulaciones

Contribuye a la movilidad y la flexibilidad al estimular mayor amplitud de movimientos

Condroitina

La condroitina (sulfato de condroitina) pertenece a una clase de moléculas muy grandes llamadas glucosaminoglicanos, los componentes estructurales clave en la formación del cartílago. El sulfato de condroitina se fabrica a partir de fuentes naturales, tales como el cartílago de bovinos y tiburón. En los humanos, el sulfato de condroitina es uno de los constituyentes principales del cartílago y brinda soporte estructural para los cartílagos y las articulaciones.

Un estudio de seis meses controlado por placebo que evaluó los efectos de 800 mg de sulfato de condroitina sobre las articulaciones de la rodilla demostró una diferencia significativa desde el punto de vista estadístico y favoreció al sulfato de condroitina en todos los parámetros evaluados, incluyendo la salud de las articulaciones y el tiempo de caminata.

Otro estudio controlado por placebo demostró que los sujetos que consumieron 1 gramo por día de sulfato de condroitina mejoraron considerablemente la salud de las articulaciones en general cuando fue comparado con el placebo.

Beneficios:

Brinda respaldo estructural para los cartílagos y las articulaciones

Lubrica y suaviza las articulaciones

Mejora la movilidad y flexibilidad de los movimientos de las articulaciones

MSM (también llamado metilsulfonilmetano)

El metilsulfonilmetano, o MSM, es una fuente natural de azufre, un mineral que es esencial para la formación del colágeno, del tejido conectivo, y de los cartílagos de las articulaciones saludables. El MSM, que contribuye de manera importante al mantenimiento de las articulaciones y los cartílagos, suministra ingredientes vitales que ayudan a los componentes celulares en sus articulaciones. Además de sus efectos beneficiosos en las articulaciones, el MSM puede funcionar como antioxidante tanto en los componentes solubles en grasa como solubles en agua del cuerpo.

Beneficios:

Es vital en la formación del colágeno, del tejido conectivo y de los cartílagos de las articulaciones.

Ayuda a los componentes celulares de las articulaciones.

NOTA: Las combinaciones de glucosamina, condroitina y MSM cuando son usados en las dosis apropiadas, deben ser parte de un programa para mantener las articulaciones saludables.

Ácido hialurónico

El ácido hialurónico se encuentra en los tejidos conectivos del organismo, incluyendo los ligamentos y los tendones, donde funciona de manera natural como lubricante. Se trata de un componente natural del líquido sinovial dentro del tejido conectivo y su función natural es ayudar a mantener el líquido entre sus articulaciones, suministrando la amortiguación y lubricación necesarias para facilitar el movimiento. También lubrifica el cartílago, las válvulas cardiacas, y está presente en los fluidos del oído interno, en la dermis, en la epidermis y en los ojos. La mayoría de estos tejidos ejercen de hidratantes celulares y de separadores de entorno.

El H. A. constituye una matriz extra celular que permite lubricar, absorber los choques, transportar los nutrientes en las células y eliminar los desechos. La estructura única y la gran talla de los polímeros del H. A. lo hacen ideal para ejercer estas funciones. Con el paso de los años, el organismo fabrica cada vez menos H. A. y la toma de un suplemento podría tener importantes beneficios tanto en términos de longevidad como en calidad de vida. Un estudio llevado a cabo sobre 96 mujeres de entre 22 y 65 años mostró especialmente una mejoría espectacular de la hidratación, de la suavidad y de la firmeza de la piel, revelando así el inmenso potencial como agente cosmético interno. Otro estudio muestra que la toma continuada de H. A. ayuda a restaurar la movilidad de las articulaciones y a calmar los dolores asociados con la artrosis. Estos resultados son coherentes con todo lo que sabemos sobre el papel del H. A. en el organismo.

Glándula Salival de Bovino

Mantiene y regula el Sistema Muscular Esquelético a través de su secreción endocrina de una proteína con propiedades de hormona. Aumenta en forma importante la formación de la masa ósea, evitando la descalcificación de los huesos.

Fortalece y revitaliza todo el organismo.

Lecitina de Soja

Regula el metabolismo celular y evita la presentación de condiciones ateroescleróticas, es decir, el endurecimiento y estrechamiento de las arterias causadas por depósitos de grasas especiales, como el colesterol. Mejora la memoria, nutre la pared celular y actúa como energético.

Ajo

En un estudio reciente que evalúa las hierbas anti-inflamatorias más fuertes y las especias, el ajo salió número uno.

Es antitrombótico, baja la tensión arterial, ayuda a la fluidificar la circulación sanguínea, antiséptico y vermífugo (elimina parásitos intestinales). Inhibe el crecimiento de bacterias del género estafilococo, estreptococo vibrio causante de la Artritis (incluyendo vibrio cholare) y bacilos (incluyendo bacilos tifosos, disentería y entéridos). Es uno de los remedios tradicionales más empleados para las enfermedades articulares.

Oseína-Gelatina

Es un producto obtenido por hidrólisis parcial del colágeno procedente de piel, tejido conectivo blando y huesos de animales; está constituida por aminoácidos de alto peso molecular, solubles en agua. En estado seco, se hincha y ablanda cuando se sumerge en agua, absorbiéndola gradualmente de cinco a diez veces en agua caliente formando un gel cuando se enfría.

NUTRIENTES ESENCIALES

El hueso, ya lo hemos indicado, necesita básicamente ejercicio y nutrientes, esencialmente minerales, y para lograr un buen aporte se recomiendan: almendras, higos secos, sardinas en aceite, aceite de hígado de bacalao, algas marinas, avellanas, cerezas, brécol, champiñones y calamares. No obstante, en una primera fase, para resolver la osteoporosis es preferible emplear productos dietéticos en cápsulas que contengan los minerales y vitaminas que se precisan, aunque se pueden simultanear con los alimentos. Puede comprarlos indistintamente en las farmacias o en las tiendas de herbodietética, aunque las dosis suelen ser mayores en las primeras, pero su origen no es orgánico. Quizá, en esta fase inicial, le recomendaríamos utilizar los preparados farmacéuticos por su mayor dosis y, posteriormente, como mantenimiento por largo tiempo, los comprimidos de levadura de cerveza asimilada en esos nutrientes. No obstante, el mercado de la dietética ha evolucionado mucho y ya es posible encontrar dosis altas de productos naturales a precios razonables. Lo ideal es encontrar algún producto que los contenga todos o la mayor parte de ellos, reforzándolo con alguno de ellos (por ejemplo vitamina B12) en mayor cantidad. También, y puesto que el tratamiento debe durar varios meses, se pueden tomar grupos de dos o tres en dosis altas, continuando así hasta completar el resto.

ÁCIDO FÓLICO

Vitamina M, vitamina Bc

Descubierta en el año 1935 en la levadura de cerveza y el extracto de hígado, se la denominó vitamina M, aunque ya anteriormente, en 1925, algunos investigadores hablaban de una vitamina Bc a la que consideraban un factor antianémico importante. En esa época también se hablaba de un factor de crecimiento para las bacterias intestinales lactobacillus casei y streptococcus casei, presente en las espinacas, aunque tuvieron que pasar varios años, justo en 1940, para que se comprobara que todas eran la misma sustancia. Cinco años después se logró realizar su síntesis gracias a Augier, aunque durante algunos años el nombre que se utilizó fue el de ácido pteroilglutámico.

Características

Tiene un gran parecido químico con la vitamina B-2 y se la ha reconocido también como similar al ácido para aminobenzoico (PABA), otra vitamina del grupo B. En su composición química encontramos al ácido glutámico y aunque no se está seguro de que sea una vitamina esencial, su decisiva acción en ciertos tipos de anemias y la prevención de la espina bífida, la hacen imprescindible.

No solamente tiene parentesco químico con las sustancias mencionadas anteriormente, sino que sus acciones terapéuticas son similares, coincidiendo también con la vitamina B-1, además de su buena acción antisulfamida que comparte con el PABA. Dado que la sustancia pura es el ácido pteroilglutámico se suele emplear todavía esta denominación para evitar confusiones.

No puede ser sintetizado por el organismo humano y debe ser aportado en la dieta continuamente, ya que solamente se almacena muy parcialmente en el hígado.

Muchos compuestos de estructura química parecida interfieren en su función metabólica, siendo la aminopterina (anticanceroso) el más activo ya que favorece la conversión del ácido fólico en folínico, la forma en que el organismo no la puede utilizar. Este componente se emplea en el tratamiento de la leucemia.

Su absorción se produce en el intestino delgado, en las células epiteliales y allí se une a las proteínas, aunque el 20% de folato absorbido se elimina sin poder ser reabsorbido por la bilis.

Funciones

La función principal del ácido fólico es actuar como catalizador en el aprovechamiento de los aminoácidos histidina, serina, glicina, metionina, colina y timina, utilizados todos en reacciones muy importantes. Además, favorece la síntesis de la colina y el cambio de homocisteína en metionina. Pero por encima de estas importantes acciones su carencia provoca una anemia macrocítica por maduración incorrecta (megaloblástica) de los glóbulos rojos, acompañada de leucopenia (disminución de los leucocitos).

En años recientes se ha descubierto que el ácido fólico ayuda a reducir la concentración de una sustancia conocida como homocisteína que puede dañar las arterias y contribuir a fomentar la arterioesclerosis y los ataques cardiacos. La homocisteina también fomenta la arterioesclerosis interfiriendo con la formación de colágeno, la principal proteína de los huesos.

Fuentes principales

Lo encontramos con preferencia en las hojas verdes, aunque con sensibles diferencias entre ellos, pero cualquiera puede utilizarse como vitamina. También aparece en el hígado (0,40 mg/100 gr), las legumbres (0,50 mg/100 gr), la patata (0,15 mg/100 gr), los riñones (0,09 mg/100 gr) y los huevos (0,09 mg/unidad).

Enfermedades carenciales

La carencia de ácido fólico produce *anemia* megaloblástica y otras alteraciones de la sangre. También puede darse *infertilidad*, alteraciones gastrointestinales, glositis, estomatitis y malaabsorción intestinal. Todo ello puede conllevar a aborto, desprendimiento prematuro de la placenta, *neuropatías* y *alteraciones* psíquicas.

Normalmente la causa de una carencia de ácido fólico se debe a una dieta incorrecta, siendo muy habitual en ancianos. Sin embargo, y aunque la alimentación pueda ser correcta hay una larga serie de circunstancias que pueden provocar su carencia, entre ellas:

Enfermedad celíaca, esprue, medicamentos diversos (barbitúricos, cicloserina, anticonceptivos orales o fenitoína) y por supuesto la carencia en la alimentación de alimentos frescos, poco cocidos.

Después tenemos a los antagonistas del ácido fólico, entre ellos: el triamterene, trimetoprim, primetamina, anticonvulsivantes, carencia de vitamina B-12, alcohol y carencia de vitamina C.

También hay enfermedades que aumentan sus necesidades, como: embarazo, lactancia, osteoporosis, procesos malignos, metabolismo aumentado, dependencia de la vitamina B-12 y hepatopatías.

La dosis diaria es de 10-30 mg por vía oral, aunque hay que tener en cuenta que este tratamiento no cura todos los tipos de anemias, la ferropénica entre ellas, y puede inducir a error en los análisis. Es más, de administrarse prolongadamente como tratamiento único se puede producir una degeneración del sistema nervioso a causa de una anemia mal curada por aumentar los requerimientos de B-12. Por tanto y aunque se puede administrar inicialmente el ácido fólico para restablecer rápidamente las cifras de hematíes y tratar *depresiones* intensas o *psicosis*, antes de una semana se deben administrar conjuntamente el resto de los antianémicos conocidos, entre ellos el hierro y la B-12.

Es muy útil en la menopausia ya que **consigue incrementar la cantidad de estrógenos** segregados por los ovarios, evitando así las sensaciones molestas como los sofocos o la tendencia a la displasia del cervix. Provisionalmente y para lograr efectos rápidos, se recomienda tomar 1 mg de *ácido folínico* (una forma más activa del ácido fólico) durante 1 semana, continuando posteriormente con el ácido fólico.

Espina bífida

La espina bífida es un defecto congénito del tubo neural (la estructura que luego forma el cerebro y la médula espinal), que afecta a la columna vertebral y, en algunos casos, a la médula espinal.

Los estudios parecen confirmar que tomar suficiente ácido fólico antes y durante la primera etapa de su embarazo, podría prevenir hasta el 70 por ciento de los casos de espina bífida. Se recomiendan 400 microgramos de ácido fólico y comer una dieta sana con alimentos ricos en ácido fólico.

VITAMINA K2

La vitamina K2 (150 a 500 mcg) es esencial para mantener los huesos fuertes y resistentes contra la rotura y la fractura. Funciona muy de cerca y en perfecta sinergia con el calcio, el magnesio y la vitamina D para restaurar la densidad ósea y la resistencia de los huesos. La vitamina K2 está hecha por las bacterias del intestino, por lo que la ingesta de prebióticos y levaduras, son una gran manera de obtener la dosis diaria. Los alimentos verdes, tales como verduras de hoja verde y hierbas de cereales, también son ricas fuentes de vitamina K2.

Un estudio reciente sugiere que en la menopausia, la vitamina K puede comenzar a perder su capacidad para unir el calcio, por lo que incluso las mujeres con niveles normales de vitamina K pueden no tener suficiente para mantener la salud ósea. Quizá sea necesario tomar un suplemento. Sin embargo, tenga cuidado si también toma medicamentos anticoagulantes o diuréticos, aspirina y otros, porque la vitamina K puede interactuar con estos medicamentos.

DHEA

La dehidroepiandrosterona (DHEA) es una hormona endógena (que se produce en el cuerpo humano) y que se segrega a través de la glándula suprarrenal. Funciona como precursor de las hormonas sexuales masculinas y femeninas (andrógenos y estrógenos) y los niveles corporales comienzan a disminuir después de los 30 años y de modo especial en la menopausia, aunque también se pueden reducir de forma drástica por un determinado tipo de drogas, entre las que se incluyen la insulina, los corticosteroides, los opiáceos y el danazol (un esteroide).

La DHEA puede hacer que los niveles de andrógenos y estrógenos en el cuerpo sean más altos que los normales, por lo que se recomienda como tratamiento antienvejecimiento y en terapias sustitutorias de los estrógenos y andrógenos. Actualmente está considerada en la mayoría de los países como suplemento dietético, por lo que no tendrá problemas para adquirirla.

PREGNENOLONA

La pregnenolona es fabricada por el organismo a partir del colesterol y sirve como elemento imprescindible para la elaboración de testosterona, progesterona, estrógenos, DHEA, androstendiona, aldosterona y otras hormonas esteroides.

Los suplementos de pregnenolona pueden aumentar los niveles de hormonales y contribuir al buen mantenimiento del organismo en general y de los huesos en particular.

VITAMINA B12

Cobalamina, cianocobalamina

Ya en 1926 se empezaron a tratar los casos de anemia perniciosa con extractos de hígado crudo, aunque con resultados muy poco consistentes, especialmente porque la tolerancia gástrica era muy poca y se hacía necesario enmascararlo con otros alimentos para que el paciente lo pudiese ingerir sin vomitarlo. No obstante y a pesar de lograr ingerirlo, muchos enfermos de anemia no se curaban. El problema lo resolvió Castle, el cual en 1929 habló de dos factores, uno extrínseco (procedente del exterior) y otro intrínseco (presente en el estómago), los cuales debían estar presentes al unísono para curar la anemia.

Todas estas conclusiones llevaron al aislamiento en el hígado de animales de un compuesto cristalino rojo al cual denominaron vitamina B-12 y que tenía unas grandes propiedades hematopoyéticas (formación de sangre).

Características

La molécula de la B-12 contiene cobalto y se trata de una sustancia higroscópica cristalina de color rojo, soluble en agua y alcohol, aunque no en acetona o éter. En su forma activa, incluso como hidroxicobalamina, está íntimamente ligada a las proteínas siendo estable a la temperatura ambiente, moderadamente estable a los ácidos y álcalis, y muy sensible a los rayos ultravioleta. Un dato curioso es que incluso la vitamina C la ataca, como también lo hace la B-1, alterando ambas su estabilidad y con mucha más intensidad la nicotinamida, otra vitamina del grupo B. El problema parece estar no tanto en estas vitaminas sino en sus productos de descomposición, lo que obliga a tomar precauciones especiales y no administrar la vitamina B-12 en unión a estos componentes.

Respecto al factor intrínseco, secretado por las células parietales de la mucosa gástrica, parece ser que tiene un punto de unión con la B-12 ayudándola a penetrar mejor a través de las vellosidades intestinales, aunque en el proceso final penetra en la célula en solitario.

En el plasma la encontramos unida ya a proteínas específicas, aunque la mayor parte se concentra en el hígado, eliminándose por bilis y en menor proporción por riñón. En unión al ácido fólico interviene en la síntesis de las nucleoproteínas y en la del ADN, estando ambas interrelacionadas en la producción de ácidos nucleicos y de ahí la alteración de estos compuestos en las carencias de B-12.

Funciones orgánicas

Es constituyente esencial de las proteínas.

Interviene en la síntesis de la colina.

Facilita la formación de creatina y actúa como una reserva energética a nivel del ATP muscular.

Está íntimamente ligada al ácido fólico, siendo necesaria para el suministro de éste a nivel hepático.

Mantiene el glutatión en estado reducido, evitando alteraciones en el metabolismo de los hidratos de carbono.

Interviene en el metabolismo de los lípidos.

Es imprescindible en la actividad del Coenzima A.

Imprescindible en la hematopoyesis y la maduración de la médula espinal.

Es un factor esencial para fijar y distribuir las grasas en los lugares adecuados.

Fuentes principales

La encontramos en abundancia en el hígado de vaca (60 mcg/100 gr), aunque no puede ser asimilada en estado crudo y la cocción la destruye parcialmente. Por ello la única manera de administrarla son los extractos de hígado, las algas marinas (mucus, espirulina y clorella) o la vitamina química. También aparece en los riñones (30 mcg/100 gr), los arenques (14 mcg/100 gr), el bacalao 0,5 mcg/100 mg), la leche de vaca (0,3 mcg/100 gr) y los huevos (0,4 mcg/unidad).

Causas de su deficiencia

Ingestión pobre por regímenes irracionales o anorexia.

Carencia del factor intrínseco, la cual se da en la enfermedad de Addison o como consecuencia a operaciones quirúrgicas en el estómago.

Infecciones bacterianas o parasitarias que puedan interferir en su absorción, o que provoquen su eliminación masiva.

Trastornos del intestino delgado por enfermedad celíaca, procesos malignos o esprue.

Enfermedades orgánicas como hepatopatías o afecciones renales.

Aumento de las necesidades en el embarazo, hipertiroidismo, lactancia o infecciones por parásitos.

Enfermedades carenciales

La *anemia perniciosa* es la forma clínica más conocida, aunque en la actualidad está más extendida la anemia ferropénica. Las alteraciones clínicas tardan muchos meses en declararse y esto suele ocurrir cuando los niveles sanguíneos descienden de 0,1 mg.

La sintomatología comprende cansancio extremo, hipotensión, palidez, alteraciones neurológicas de la médula, psicosis y atrofia óptica. En este sentido, es de destacar la ambliopía (ojo vago) del fumador la cual está producida por el cianuro del humo del tabaco, el cual causa una mayor eliminación de B-12. También hay una atrofia de la mucosa gástrica que deja de segregar factor intrínseco, lo que impide que las dosis de vitamina B-12, tanto la procedente de alimentos como las terapéuticas, puedan ser absorbidas.

La dosis terapéutica debe ser pequeña, ya que se ha demostrado que cantidades de un miligramo diario provocan cierta dependencia. El extracto hepático y el coenzima B12 (dibencozide), poseen una capacidad antianémica superior a la misma B-12. Una vez lograda la curación, bastarán 30 mcg una vez al mes para consolidar los resultados.

Su papel en los huesos

Últimos estudios indican que una deficiencia de la vitamina B-12 puede ocasionar una *baja densidad mineral ósea* en hombres, y confirman conclusiones semejantes en las mujeres. Mientras que la deficiencia de la vitamina B-12 ha estado siempre relacionada con los hematíes y la anemia perniciosa, nadie hasta ahora podía considerar su intervención en la calidad de los huesos, siendo la causa todavía desconocida. Las pruebas establecieron la relación entre los niveles sanguíneos de vitamina B-12 y la salud de los huesos, encontrándose que las personas con niveles de B-12 bajos tenían más riesgo de osteoporosis que aquellos con niveles más altos. También se confirmó que las bajas concentraciones de B-12 ocasionaban una densidad mineral ósea significativamente más baja en la cadera en hombres y en la espina dorsal en mujeres que aquellos con concentraciones normales. Esa baja calidad ósea suele ir unida a los síntomas habituales en la anemia, como falta de respiración, palidez, cansancio extremo, hipotensión, problemas de equilibrio y una reducción en la capacidad cognitiva. La osteoporosis, sin embargo, progresa sin ningún signo externo hasta que ocurre una fractura.

La ingesta dietética recomendada para la vitamina B12 es 2,4 microgramos cada día para hombres y mujeres, pero niveles bajos de ácido del estómago (por tomar alcalinos) y el envejecimiento, pueden reducir la capacidad de absorber la vitamina. Las personas de más de 50 años deberían tomar suplementos que contienen B12, como las algas Espirulina y Chlorella.

Otras aplicaciones no carenciales

Un nuevo estudio indica que una deficiencia de la vitamina B12 está asociada con una **baja densidad mineral ósea** en hombres, y confirman conclusiones anteriores semejantes en las mujeres. Este estudio sugiere que un consumo adecuado de vitamina B12 es importante para mantener la densidad mineral ósea.

Otros estudios demuestran su validez en el *hipertiroidismo* y en las *diarreas nocturnas* de los diabéticos.

VITAMINA D (vista anteriormente)

CALCIO

Alrededor del 70% del peso óseo está compuesto de calcio, sin embargo, este no es el nutriente más importante para los huesos sanos. Un mito común, y uno que todavía está en manos de la profesión médica, es que para fortalecer los huesos se necesita un montón de calcio. Pero el calcio por sí solo es inútil, y de hecho, puede realmente hacer más daño que bien.

Según Thomas Levy, MD, tomar un suplemento de calcio es como poner una "capa fresca de pintura sobre una cerca podrida". Puede obtener una "mejor puntuación" en una "prueba de densidad ósea", pero no reducirá el riesgo de debilitar los huesos o las fracturas de cadera, es más, hay un 30% más de probabilidades de tener un ataque al corazón y hasta un 20% más de probabilidades de tener un accidente cerebrovascular si toma 500 mg adicionales de calcio o más por día. La razón de esto es que el exceso de calcio provoca una acumulación de elementos sólidos en la placa arterial.

El calcio es importante para la salud de los huesos, pero centrarse únicamente en la ingesta de calcio y olvidarse de los otros nutrientes esenciales que son necesarios para reconstruir y fortalecer los huesos (que son cruciales para mantener el calcio en los huesos para que no se lixivie), no es un buena idea. Así que si su médico le da una receta para un suplemento de calcio y le dice que aumente su consumo de lácteos, cambie de médico.

Sus huesos se componen de por lo menos una docena de minerales, y cada uno es crucial para la salud de los huesos y la solidez, pero también para la elasticidad. El boro y el estroncio son 4 de los principales, pero también hay otros muchos, sin olvidar el fósforo, esencial para formar el fosfato cálcico, el elemento clave. Todos son igual de importantes y debido a su acción sinérgica, deben ser consumidos juntos. La vitamina D y la K2 también son extremadamente críticas y sin ellas el calcio no encontrará su destino y se difundirá por las arterias.

El calcio y el magnesio deben estar en una adecuada proporción de absorción interna correcta (50: 1), y esta proporción se encuentra, por ejemplo, en el calcio de coral y la dolomita.

Lo cierto es que, de todos los minerales presentes en nuestro organismo, el calcio es uno de los más importantes, ya que supera con mucho su presencia respecto al resto, llegando a constituir hasta el 2 por ciento del peso corporal, o lo que es igual, unos 1.200 gramos en el adulto. De esta cantidad, el 99 por ciento se distribuye entre los huesos, tejidos duros y dientes. Tal es su proporción que del total de minerales que existen en el cuerpo humano el 39 por ciento de ellos está como calcio y solamente una ínfima parte, apenas el 1 por ciento de esa cantidad, se encuentra en la sangre, líquidos extracelulares y en el interior de las células. Pues es precisamente esa pequeña porción la que cumple una misión vital para la salud. Alrededor de 700 gramos entran y salen diariamente del sistema óseo en forma de fosfato y carbonato de calcio y una pequeña proporción lo hace como fluoruro y magnesio. Los vasos sanguíneos y linfáticos, la médula ósea y la sangre pasan a través de la matriz y los minerales se difunden así al líquido extracelular. El hueso, además, es una parte viva y cambiante de nuestro organismo y por ello cada seis años el calcio es reemplazado totalmente de nuestro cuerpo, ayudando a una serie de funciones y reacciones físicas entre las que se encuentran la contracción muscular, la coagulación sanguínea, la reacción nerviosa a los estímulos, la utilización adecuada del hierro alimentario, etc.

El calcio de los dientes es similar, aunque con una presencia mayor de fluoruros y constituye una reserva mineral en caso de carencias, por lo que podemos considerar las caries y la mala formación de los dientes como una señal de alarma en relación con el metabolismo del calcio. Otra reserva no menos importante se encuentra en los líquidos extracelulares, especialmente en las trabéculas de los huesos largos, y el organismo lo utilizará en caso necesario aunque para ello tenga que descalcificar al hueso. A fin de cuentas, un hueso con poco calcio no compromete la salud, pero si esta carencia abarca a la sangre las consecuencias pueden ser muy graves.

Afortunadamente y como ya hemos dicho, el hueso es un elemento vivo en continua renovación y una carencia no altera su estructura, pudiéndose restablecer su porcentaje de calcio en pocos días. Por desgracia y como también ocurre con el resto del cuerpo, la función regeneradora se va debilitando con el paso de los años y el hueso suele perder más calcio del que puede retener. Es como si perdiera la memoria y a pesar de disponer de suficiente cantidad de calcio no pudiera asimilarlo ni fijarlo. Otro problema es que aunque la ingestión de calcio suele ser alta en una dieta normal, solamente podemos absorber un 20 por ciento y en ocasiones ni siquiera llega al 10 por ciento. El resto se elimina sin poder ser aprovechado, aunque existen modos de evitar esta pérdida tan importante.

Absorción

Sabemos de una serie de factores que facilitan su aprovechamiento como son:

1- Un aumento en la acidez gástrica, ya que es muy soluble en presencia de ácido clorhídrico y facilita su absorción a través del intestino delgado.

2- Presencia de vitamina D que hace que el calcio se absorba antes de llegar al colon, donde ya no se puede absorber.

3- Suficiente cantidad de grasa para que frene la excesiva motilidad intestinal que impida su absorción por falta de tiempo.

4 Cantidad adecuada de proteínas para formar compuestos quelados que faciliten su metabolización. No obstante, un consumo alto puede ser contraproducente.

Factores que contribuyen a una carencia

1- Poco ejercicio físico o inmovilización por enfermedad. Los huesos pierden la propiedad de atraer el calcio y retenerlo, eliminando la mayoría del consumido con la dieta.

2- La toma de alimentos alcalinos o medicamentos utilizados para combatir la acidez gástrica.

3- Tomar alimentos muy ricos en ácido oxálico el cual se combina con el calcio formando así oxalato cálcico, una mezcla no absorbible y que puede dar lugar a formación de cálculos.

4- Aumento de las necesidades, especialmente en embarazadas y lactantes, niños en crecimiento, práctica de algún ejercicio intenso, tensión emocional prolongada, dolores crónicos o intensos, infecciones u operaciones quirúrgicas.

5- Traumatismos óseos que obliguen a una restauración del hueso.

6- Exceso de grasas saturadas en la alimentación las cuales forman un compuesto insoluble con el calcio.

7- Consumo extra de fibra dietética (salvado, en especial).

8- Menopausia y cualquier alteración en la mujer que produzca poca cantidad de estrógenos.

11- Hiperfunción de la glándula tiroides y/o paratiroides, ésta última porque aumenta las necesidades de calcio.

12- Uso continuado de diuréticos.

13- Anorexia o regímenes de adelgazamiento continuados.

Aunque una dieta equilibrada ayuda a la absorción del calcio, se piensa que altos niveles de proteínas animales y sodio (sal) en la dieta también aumentan la eliminación del calcio por los riñones. Deben evitarse las cantidades excesivas de estas sustancias, especialmente en aquellas personas que tienen un bajo consumo de calcio.

La intolerancia a la lactosa también puede llevar a un consumo inadecuado de calcio. Las personas que no toleran la lactosa tienen cantidades insuficientes de la enzima lactasa que es necesaria para descomponer la lactosa que se encuentra en los productos lácteos.

Funciones orgánicas

- Construir y reconstruir los huesos y dientes.

- Indispensable para la actividad del ATP, lo que permite la liberación de energía a nivel muscular.

- Necesario en la coagulación de la sangre por su papel en la producción de fibrina y la estimulación de la tromboplastina por las plaquetas, permitiendo el paso a trombina, en unión a la vitamina K.

- Controlar la permeabilidad de la membrana celular y el paso de los nutrientes, en unión a la lecitina.

- Indispensable en la transmisión nerviosa de los músculos, entre ellos el corazón, manteniendo el tono muscular y el número de latidos en unión al potasio, el magnesio y el sodio.

- Favorece el sueño y controla los excesos de hiperexcitabilidad emocional.

- Equilibra la relación ácido-base de la sangre.

- En el embarazo ayuda a la liberación de la hormona prolactina para que se produzca la lactancia.

- Controla los niveles altos de histamina.

- Evita la acumulación de metales tóxicos en el organismo.

Fuentes naturales

En el reino vegetal hay alimentos como los nabos, el brécol, la col y las legumbres, que son otra fuente importante de calcio, mientras que en el reino mineral es sin lugar a dudas la Dolomita la fuente inorgánica más adecuada para cubrir carencias ya que junto al calcio se encuentran el sílice, el magnesio y el flúor, entre otros minerales. La concha de ostras y la cáscara del huevo que habitualmente se tiran al cubo de la basura, son extraordinarias maneras de tomar calcio extra simplemente lavándolas y pulverizándolas para añadirlas a las comidas.

Esta es una pequeña relación de alimentos ricos en calcio (cantidad expresada en miligramos):

Leche de mujer: 33

Leche de vaca: 160

Yogur: 150

Almendras: 210

Higos secos: 320

Judías: 52

Pan integral: 32

Avena: 65

Zanahorias: 55

Sardinas en aceite: 624

Semillas de sésamo: 120

Algas marinas: 1.200

Margarina: 12

Zumo de naranja: 11

Azúcar moreno: 51

Miel: 20

Huevo de gallina: 54

Caviar: 276

Bacalao salado: 50

Se calcula que las necesidades diarias de calcio de un adulto deben ser de al menos 800 mg aunque hay otros organismos que afirman que con solamente 500 mg es suficiente. Si tenemos en cuenta que las pérdidas por el proceso metabólico son de 320 mg diarios y que solamente se absorbe el 30% del calcio ingerido, es más lógico pensar que la primera cifra sea la correcta, especialmente si tenemos en cuenta que es necesario asegurar cierta cantidad de reserva para cubrir carencias futuras. Las necesidades de calcio son más altas en las niñas, especialmente a partir de los 16 años.

Aunque la frase de "comer para dos" que se decía de la embarazada ya nadie la tiene en cuenta, es cierto que hay ciertos requerimientos, entre ellos el del calcio, que necesitan duplicarse para cubrir las nuevas demandas. Afortunadamente la naturaleza es sabia y si la madre no ingiere estas dosis extra el organismo eliminará menos del que habitualmente se excreta y si aún no basta extraerá el calcio necesario de los huesos y dientes de la madre. Y este hecho hay que hacerlo extensivo a la lactancia. Posteriormente el recién nacido necesitará 600 mg de calcio por día y hasta un gramo al llegar a los 10 años, aumentando hasta casi el gramo y medio en la adolescencia.

Equilibrio calcio-fósforo

Al igual que ocurre con las vitaminas, la relación entre la cantidad de minerales debe ser la correcta y el exceso de uno puede desequilibrar a otro. El calcio necesita para su metabolismo suficiente cantidad de magnesio, de sílice y de flúor, además de vitamina D. Referente al fósforo no solamente es necesaria su presencia sino que la proporción tiene que ser siempre la adecuada que es de 1 a 1 (calcio-fósforo) durante el embarazo y la lactancia y de 2,2 a 1 en los adultos. El exceso de fósforo, por tanto, provocará mayor demanda de calcio y si no se le administra habrá carencias.

Otro factor que puede desequilibrar esta relación es la hormona calcitonina, segregada por la tiroides, la cual se une a la parathormona, segregada por la glándula paratiroides, cuya misión es mantener en el plasma una cantidad media de 10 mg por cada 100 ml de plasma. Si el nivel de calcio en sangre desciende la parathormona extraerá calcio de los huesos y lo liberará en el torrente sanguíneo, al mismo tiempo que disminuirá la excreción de calcio por el riñón. Suponiendo que el nivel en sangre esté muy alto será la calcitonina la que lo regulará aumentando la expulsión por la orina.

Formas comerciales para tomar calcio

Dolomita

Es la forma más adecuada como complemento dietético, aunque la cantidad ingerida es pequeña. No obstante y dada su gran absorción, es una buena manera para tomar dosis extras sin problemas de sobredosis. La dolomita es una roca de origen marino que contiene carbonato cálcico-magnésico concentrado en la piedra caliza, además de otros minerales que le aseguran un buen equilibrio.

Harina de huesos

Contiene una proporción natural entre el calcio y el fósforo, muy similar a la orgánica, además de partículas de magnesio. Su absorción es menor, aunque se puede mejorar tomándola en presencia de alimentos ácidos.

Se presenta en cápsulas de gelatina que favorece su absorción, impidiendo así que se mezcle con otros compuestos no deseados. Se absorbe en el intestino y atraviesa parcialmente la mucosa intestinal.

Quelato de calcio

En teoría es una forma muy adecuada para asimilarlo, ya que al unirlo a un aminoácido engañamos al organismo y le hacemos creer que ya está metabolizado. Su biodisponibilidad es muy alta y por ello no son necesarias dosis altas de mineral.

Ascorbato de calcio

Es el resultado de unir químicamente la vitamina C con el calcio para facilitar su absorción, lo que permite administrar dosis más altas de ambos en cada toma.

Carbonato de calcio

Es un producto de laboratorio empleado para combatir la acidez gástrica, lo cual no lo hace adecuado como complemento de calcio. Produce estreñimiento, su absorción es muy pequeña y suele combinarse con facilidad con el ácido oxálico.

Glicerofosfato de calcio

Tiene efecto tonificante sobre el sistema nervioso y mejora la astenia.

Calcio de coral (se analiza más adelante)

Es necesario que la tableta de calcio se desintegre para que el cuerpo lo absorba. Si no está seguro de si una tableta se disolverá, puede hacer una prueba de cómo se desintegra colocándola en un poco de vinagre o agua tibia y agitándola ocasionalmente durante 30 minutos. Si la tableta no se ha disuelto casi completamente en ese período, probablemente no lo hará en su estómago.

Todos los suplementos de calcio se absorben mejor cuando se toman en dosis pequeñas (500 mg o menos) varias veces durante el día. Muchas personas absorben mejor los suplementos de calcio si los toman con alimentos.

Deficiencia de calcio

Los valores sanguíneos del calcio oscilan entre 8,8 y 10,4 mg/dl, estando el 40% del calcio total ligado a las proteínas plasmáticas, mientras que el resto forma complejos con el fósforo y el ácido cítrico, y un 50% circula libre, estando las reservas orgánicas en el hueso del cual se intercambia diariamente un 1%.

La regulación del calcio depende esencialmente de la hormona paratiroidea PTH, compuesta de 84 aminoácidos y la vitamina D. La acción hormonal moviliza rápidamente el calcio y el fósforo favoreciendo su absorción y retención, actuando sobre los túbulos renales para contribuir a la eliminación y reabsorción, y aumentar la absorción a través de los intestinos.

En momentos de equilibrio orgánico la cantidad que llega del intestino a los huesos es igual a la que se elimina por orina y cuando hay poca ingesta alimentaria aumenta la absorción intestinal y disminuye la eliminación renal, dependiendo este mecanismo de la vitamina D y la PTH.

El *Hipoparatiroidismo*, una tendencia a la carencia de calcio acompañada de tetania y convulsiones, suele producirse como consecuencia a una operación quirúrgica en el tiroides. Si no es así, esta enfermedad suele darse por causas genéticas en la cual, o bien la glándula paratiroides no existe o está atrofiada. Otras enfermedades que producen síntomas similares son el addisonismo (enfermedad endocrina), la candidiasis (hongos), carencia de alguna proteína reguladora y ciertos anticuerpos aún no determinados.

La *deficiencia de vitamina* D es, sin embargo, la causa más extendida y esta puede estar producida por una alimentación inadecuada, poca exposición a la luz solar, enfermedades hepatobiliares o malabsorción intestinal. También, la toma continuada de barbitúricos y otros anticonvulsionantes provocan deficiencia funcional de vitamina D a causa de un aumento en su catabolismo. Además de estas causas puede existir una resistencia a la vitamina D que haga imposible su utilización en el metabolismo del calcio.

La *enfermedad tubular renal* a causa de una intoxicación por metales pesados o acidosis extrema, produce hipocalcemia lo mismo que la insuficiencia renal por fosfatos y no se puede tratar con vitamina D por ser muy peligrosa.

La *carencia de magnesio* debida a la dieta o a malabsorción produce poca producción de la hormona PTH.

La *pancreatitis aguda* disminuye los niveles séricos de calcio, lo mismo que la carencia de proteínas.

Síntomas

No hay una sintomatología muy definida, aunque suele ir ligada a la carencia de vitamina D y su desarrollo es lento y centrado en alteraciones neurológicas que pueden confundirse con otras enfermedades más comunes. Hay demencia, depresión y psicosis inexplicable, y en ocasiones edema de papila y cataratas si la hipocalcemia es prolongada. Solamente en casos graves se produce espasmo laríngeo y convulsiones generalizadas.

El síntoma más conocido es la Tetania y se caracteriza por dolores en la lengua, los labios y dedos de los pies, dolores musculares generalizados y espasmo de la musculatura facial. Anterior a ello hay bastante inestabilidad al andar, contracción de los músculos faciales, hiperventilación respiratoria que puede confundirse con ansiedad y alteraciones en el encefalograma.

Hipercalcemia Los niveles excesivos de calcio son tan peligrosos como la carencia y se debe tratar como un caso de intoxicación urgente. Las causas pueden ser:

Destrucción excesiva de la masa ósea por:

- Exceso de hormona paratiroidea a causa de un hiperparatoroidismo primario o un carcinoma paratiroideo.

- Una hipercalcemia tumoral en los procesos malignos.

- Procesos malignos con metástasis óseas en leucemias, linfomas, mielomas.

- Hipertiroidismo.

- Intoxicación por vitamina D.

- Inmovilización en pacientes jóvenes. Enfermedad de Paget o ancianos con osteoporosis.

Por ingesta excesiva o aumento de la absorción intestinal del calcio a causa de:

- Intoxicación por vitamina D.

- Sarcoidosis (inflamación de los ganglios linfáticos) y otras enfermedades similares crónicas.

- Síndrome de la leche y alcalinos.

Concentración elevada de proteínas plasmáticas y otras causas como:

- Mixedema, enfermedad de Addison y de Cushing (enfermedades endocrinas).

- Tratamiento con diuréticos tiacídicos.

- Hipercalcemia infantil.

- Estancamiento venoso prolongado mientras se obtiene una muestra de sangre.

- Prueba de laboratorio falsa por utilizar vidrio contaminado.

Síntomas de la hipercalcemia

A veces no se detectan salvo en un análisis de sangre rutinario y en ausencia de éste pueden ser confundidos con otras enfermedades, salvo que se disponga de un historial del paciente muy completo. La sintomatología comprende estreñimiento, anorexia, náuseas, vómitos y dolor abdominal. A nivel renal hay poliuria (exceso de orina), nicturia (orinar de noche) y dolor en la micción. De continuar la sobredosis aparecerá confusión, delirio, psicosis, estupor y finalmente coma. Antes de ello la afección neuromuscular puede causar debilidad importante de los músculos esqueléticos y quizá convulsiones e hipertensión. El final es con shock, insuficiencia renal y muerte. Se suele corregir con la aplicación de calcitonina.

Aplicaciones del calcio

En todas las formas artrósicas, especialmente en las de la menopausia y vejez.

Problemas dentarios con caries, piorrea y encías sangrantes, unido a la vitamina C.

Úlcera duodenal, colitis, diarreas y estreñimiento, junto a las vitaminas A, C y el magnesio.

En todos los traumatismos que cursen con fracturas óseas.

En época invernal y cuando exista tendencia al raquitismo, junto a la vitamina C.

Todo tipo de calambres, sean causados o no por carencia de calcio, así como en la tetania y convulsiones, unido a la vitamina B-6.

Vértigo y síndrome de Meniére, junto a la vitamina B-6.

Uñas frágiles, junto al hierro, sílice y vitamina A.

Anemia, diabetes y disfunciones glandulares en general, en unión al hierro.

Envejecimiento prematuro, junto a la vitamina F.

Alergias, asma, urticaria, shock anafiláctico, junto al manganeso.

Para favorecer el sueño. Es un sedante del SNC y disminuye la permeabilidad de su membrana.

Refuerza al músculo cardiaco actuando como un cardiotónico.

Trastornos de la coagulación, por déficit.

Tuberculosis, bronconeumonía.

En resumen

Artritis, alergias, calambres en las piernas y brazos, insomnio, dolores menstruales, tensión pre-menstrual, palpitaciones, nerviosismo, falta de elasticidad en músculos y tendones.

Hay que tener presente que el calcio presente en los lácteos inhibe la absorción de otros metales a nivel intestinal.

Que la descalcificación no siempre se debe a carencias de calcio, pues con frecuencia es una falta de sílice, fósforo o magnesio.

Finalmente, no se debería utilizar la terapia con calcio en caso de osteoporosis (al menos de forma única), prefiriéndose en estos casos la movilización muscular y el ácido fólico.

CONSUMO DE CALCIO RECOMENDADO

EDAD	CANTIDAD DE CALCIO
Bebés desde el nacimiento hasta los 6 meses	210 mg
6 meses a 1 año	270 mg
1 a 3 años	500 mg
4 a 8 años	800 mg
9 a 18 años	1.300 mg
19 a 50 años	1.000 mg
más de 50	1.200 mg
Embarazadas o amamantando	1.300 mg

Fuente: National Academy of Sciences (Academia nacional de ciencias), 1997

OTROS NUTRIENTES DE ESPECIAL INTERÉS

Calcio de coral

Los arrecifes de coral representan uno de los ecosistemas más ricos, productivos y también uno de los más complejos del planeta. Es un trabajo realizado durante varios millones de años, durante el cual todos los minerales, nutrientes y elementos que se encuentran en el océano se concentran en los arrecifes de coral.

Existen muchos tipos de coral (aproximadamente 2.500 variedades en el mundo), que se distribuyen de acuerdo con la temperatura de los mares y el tipo de micro-organismos con los que se alimentan.

No obstante, los presentes en la zona Sango que rodea la isla de Okinawa en Japón, han demostrado contener una composición orgánica idéntica a la del esqueleto humano, incluyendo el calcio, magnesio, sodio y potasio, así como otros minerales esenciales para la vida humana.

El calcio extraído del coral, por ser de origen orgánico, activa y promueve la hormona fijadora del calcio, la parathormona, así como la calcitonina, consiguiéndose así un equilibrio entre las demandas del hueso y el calcio que debe circular libre en sangre.

Contenido en minerales

El calcio de coral es iónico y dona electrones para reparar las células dañadas, además de estar compuesto de al menos otros 73 nutrientes y minerales orgánicos muy parecidos a los del organismo humano. En proporciones similares a las que encontramos en sangre. El calcio coralino contiene Vitamina D-3, Vitamina E, Vitamina C, Cromo, Zinc, Selenio, Boro, Yodo, Plata, Fósforo, Molibdeno, Manganeso, Cobre, Níquel, Sodio, Potasio, Vanadio, Rubidio y Cesio.

Ventajas del calcio de Coral

Actúa a nivel iónico para el equilibrio hidroelectrolítico del organismo.

Ayuda a la oxigenación y alcalinización del cuerpo nivelando el pH del organismo por su forma de combinación con elementos afines. Algunos científicos han descubierto que los fluidos corporales de la gente sana poseen un pH alcalino, mientras que la gente enferma tiene un pH ácido, siendo la principal causa del dolor que las acompaña.

Actúa como un excelente antioxidante al favorecer la liberación de los radicales óxidos, con lo cual retarda el envejecimiento.

Repone la cantidad de calcio circulante en procesos que la destruyen.

Ayuda a la calcificación del sistema óseo, evitando la osteoporosis.

Previene y revierte enfermedades degenerativas a través de las grandes cantidades de minerales y vitaminas de origen orgánico

Magnesio

Es el cuarto catión más abundante en el organismo, siendo su contenido corporal de 2.000 mEq en un varón de 70 kilos, encontrándose casi la mitad en el hueso, no siendo fácilmente intercambiable con el que se encuentra en el líquido encefalorraquídeo que contiene apenas un 1% del total. El resto, ese 49%, se encuentra distribuido intracelularmente. Magnesio

Cuando hay una deficiencia de magnesio, lo que es bastante habitual, los músculos, incluyendo el músculo del corazón, entrarán en espasmos regulares, además de huesos porosos, frágiles, espasmos musculares y calambres, tics faciales, espasmos oculares, fibromialgia e insomnio.

Ahora se prescribe un aerosol transdérmico de magnesio. Con esto, se rocía en la piel y el magnesio es absorbido a través de los poros. Debido a que el magnesio se desvía al hígado y va directamente al torrente sanguíneo, el 100% es absorbido. Este aceite se puede preparar de este modo:

1/2 taza de copos de magnesio

1/2 taza de agua

1 bote con aerosol para guardar la mezcla

Preparación y uso:

Calentar ½ taza de agua (no hasta el punto de ebullición)

Verter el agua sobre ½ taza de copos de magnesio

Revolver la mezcla hasta que se disuelvan los copos de magnesio

Dejarla enfriar y almacenar en una botella de spray o una jarra.

También se puede mezclar con aceite corporal o de masaje, en lugar de agua.

Se aplica la mezcla en la piel después de que se haya enfriado lo suficiente a una temperatura confortable. También se puede almacenar para uso futuro.

Se aplicará varias veces al día -10 a 20 veces espaciadas.

Para una absorción óptima, aplicar el aceite de magnesio en el área del estómago, los brazos y las piernas.

La concentración idónea del magnesio corporal se mantiene gracias a la ingesta alimentaria y al control renal e intestinal que se realiza, en parte controlado por la hormona PTH, la cual como sabemos también regula la cantidad de calcio. En caso de poca ingesta la eliminación fecal e intestinal prácticamente es nula, aunque esta facultad de regularlo se altera si la dieta es muy alta en fósforo y calcio.

El 30% del magnesio orgánico se encuentra ligado a proteínas, dependiendo esta unión del pH.

En la naturaleza se encuentra normalmente como carbonato de magnesio, siendo uno de los minerales más abundantes de la corteza terrestre, ya sea como la forma anteriormente dicha o como magnesita, dolomita, carnalita o epsomita.

Funciones corporales

- Activa una gran variedad de enzimas, entre ellas la fosfatasa alcalina y el trifosfato de adenosina.

- Estabiliza la estructura macromolecular del ADN y del ARN.

- Es necesario para la actividad del pirofosfato de tiamina, la forma activa de la vitamina B-1.

- Interviene en el metabolismo del calcio y el fósforo.

- Tiene un papel esencial en la contracción muscular.

- Es cofactor en el metabolismo de la vitamina B-2.

- Favorece el crecimiento estatural de los niños.

- Tiene funciones similares al calcio, aunque son antagonistas si se encuentran en cantidades excesivas.

- Evita la formación de cálculos de oxalato cálcico en los riñones.

- Regula la temperatura corporal.

- Es cofactor en la producción de diversas hormonas.

- Su presencia es esencial en la transmisión de los impulsos nerviosos.

- Facilita la relajación muscular.

- Mantiene los huesos, articulaciones, cartílagos y dientes en buen estado.

- Regula el azúcar y el colesterol presente en la sangre.

- Mantiene las contracciones cardiacas y regula su excitabilidad.

Causas de su carencia

- Alimentos procesados y congelados.

- Consumo de cereales refinados y blanqueados.

- Utilización de azúcar y sal refinadas.

- Consumo cotidiano de salvado y otros estimulantes del peristaltismo intestinal.

- Elevado consumo de suplementos de fósforo, calcio y vitamina D, sin que contengan también magnesio.

- Diarreas crónicas, colon irritable, enfermedad celíaca o toma de laxantes, aunque sean naturales.

- Administración hospitalaria de sueros gluco-salinos.

- Dietas por obesidad.

- Tratamiento con fármacos como la insulina, corticoides, píldoras anticonceptivas, mezclas de aminoácidos, diuréticos, antineoplásicos, antibióticos, digoxina o derivados del digital, aldosterona o tiroxina.

- Alcoholismo.

- Necesidades aumentadas por enfermedades como el cáncer, cirugía, shock, astenia aguda, sudoración abundante, insuficiencia paratiroidea, cirrosis hepática, insuficiencia cardiaca, nefrosis, enteritis, alergias y estrés.

- Lactancia.

- Malnutrición proteico-calórica.

Fuentes naturales

Aunque está tan extendido en la naturaleza que se piensa que es difícil su carencia, lo cierto es que dada su poca absorción y gran eliminación, junto con la pobreza que tienen los alimentos en magnesio a causa del procesado industrial, se hace necesario buscar alimentos que nos proporcionen cantidad suficiente para cubrir nuestras demandas estipuladas en 350 mg/día en adultos y 100 mg/día en niños.

Lo podemos encontrar en:

Germen de trigo: 310 mg/100 gr.

Almendras: 270

Nueces: 225

Semillas de soja: 200

Salvado: 490

Pan integral: 80

Hortalizas de hoja: 100

Albaricoques: 62

Cacahuetes: 175

Semillas de sésamo: 175

También en el chocolate, cacao, castañas, cereales, cerezas, dátiles, espinacas, frambuesa, leche, lechuga, peras, plátanos, puerro, queso y trigo.

Síntomas de deficiencia

Los síntomas no suelen ser aislados y se encuentran asociados a otras carencias nutritivas. Aquellos que están centrados en el sistema nervioso se parecen a los que se dan cuando hay intoxicación por *curare* y consisten en irritabilidad muscular y nerviosa. También se dan anorexia, náuseas, vómitos, letargo, debilidad, alteraciones de la personalidad, temblores y signos neurológicos similares a la hipocalcemia e hipokalemia.

El electromiograma registra alteraciones musculares y si se trata de niños puede haber convulsiones muy generalizadas.

Otros autores refieren:

Insomnio.

Debilidad y astenia.

Dolores articulares.

Contracciones musculares dolorosas.

Espasmos en músculos pequeños, como los párpados.

Muecas, calambres y tics nerviosos.

Dificultad en mantener los pies quietos.

Síndrome de raíz cervical.

Estreñimiento.

Falta de coordinación muscular y poca destreza para el ejercicio.

Entumecimiento de las extremidades.

Episodios epilépticos.

Mala memoria.

Taquicardias.

Dificultad para tragar, con vómitos frecuentes por espasmo del esófago.

Dismenorreas.

Alteraciones de la personalidad como esquizofrenia, depresiones suicidas y ansiedad.

Miedo al futuro.

Ataxias.

Verrugas, papilomas, acné, eczemas y psoriasis.

Reumatismo.

Exceso de magnesio

Aunque poco frecuente dada su gran eliminación, pueden darse casos en personas que toman medicamentos para combatir la acidez gástrica durante años o que utilizan suplementos dietéticos para mejorar su artrosis. También pueden darse casos de sobredosis en pacientes con insuficiencia renal.

La sobredosis produce alteración generaliza de la transmisión neuromuscular como consecuencia de la inhibición de la acetilcolina. Los reflejos tendinosos están disminuidos, hay hipotensión arterial, depresión respiratoria y diarreas. De no interrumpirse el tratamiento puede producirse parada cardiaca.

El tratamiento de urgencia consiste en administrar gluconato cálcico para contrarrestar todas las alteraciones, incluida la depresión respiratoria.

Aplicaciones no carenciales

Aunque el carbonato y el cloruro de magnesio son las formas dietéticas más habituales, es mejor ingerirlo como dolomita, aspartato de magnesio o quelato de magnesio, ya que a su gran absorción hay que añadir su poco efecto como laxante o irritativo gástrico.

Lo podemos emplear para:

Neuralgias.

Espasmos nerviosos.

Cefaleas.

Cólicos intestinales.

Calambres estomacales.

Tos convulsiva.

Dismenorreas.

Arteriosclerosis.

Arteritis obliterante.

Flebitis después del parto.

Trombosis.

Colitis amebiana.

Dispepsias y aerofagia.

Litiasis biliar.

Adenoma de próstata.

Cistitis de repetición.

Frigidez sexual.

Gota.

Fragilidad del cabello.

Dientes frágiles.

Otitis infecciosa.

Piorrea alveolar.

Catarros, asma, enfisema.

Opacidad del cristalino.

Preventivo del cáncer.

Psoriasis y vitíligo.

Fósforo

No se encuentra en estado libre en la naturaleza y lo hayamos en forma de fosfato, fluoroapatita, cloroapatita y fosforita, entre otras formas, ocupando el 0,12% de la corteza terrestre.

Estrechamente ligado al calcio y relacionado también con sus funciones orgánicas, es el segundo mineral en cuanto a cantidad ya que representa el 22% del total de minerales corpóreos. Mantiene una proporción de 2,2 partes de calcio por 1 de fósforo como fosfato de calcio insoluble (apatita) en un 80% en el sistema óseo y dentario, estando el otro 20% distribuido por todas las células corporales, líquidos extracelulares y combinado con hidratos de carbono, lípidos y proteínas.

Funciones corporales:

- Desempeña un papel esencial en la producción de la energía a través de los alimentos al realizar la fosforilación.

- Junto con el calcio es imprescindible para la formación de huesos y dientes.

- Al ser un componente de los ácidos nucleicos ADN y RNA interviene en las características de la herencia.

- Es componente del fosfato de creatina y del ATP, enzimas productores de energía a partir de la glucosa.

- Esencial para formar las coenzimas de las vitaminas del grupo B.

- Forma parte al unirse a ciertas grasas de los fosfolípidos, componente esencial de la membrana celular.

- Actúa como amortiguador en los líquidos extracelulares.

- Permite la transferencia de los impulsos nerviosos.

- Estimula las contracciones musculares y cardiacas.

- Regula el pH sanguíneo.

- Controla al sodio, potasio, calcio y magnesio.

- Se combina con vitaminas tan importantes como la colina y el inositol.

Metabolismo

Las necesidades diarias estimadas son de 1.500 mg, necesitándose la máxima dosis a la edad de 11 a 18 años y la menor hasta los 6 meses.

Se absorbe el 70% de fósforo procedente de los alimentos, el cual pasa la mayor parte al hueso y los dientes en unión al calcio, dependiendo esta absorción de la vitamina D y el calcio. Como fosfato de calcio, de sodio o de potasio, se asimilaba muy bien a nivel del intestino delgado, siendo separado de las fosfoproteínas y las nucleoproteínas posteriormente. Los músculos llegan a tener un 10% del fósforo corporal necesario para la producción de energía mecánica y el tejido nervioso un 1% que favorecerá la transmisión de los impulsos nerviosos.

Otras formas que favorecen la absorción, aunque no necesariamente la metabolización, son una dieta rica en grasas, aunque así se perjudica la absorción del calcio y puede dar lugar a desequilibrios minerales.

Causas de carencia

- Disminución de la reabsorción renal de PO4 no acompañada de excreción intracelular.

- Trastornos hormonales como el hiperparatiroidismo.

- Defectos del túbulo distal renal adquiridos por carencia de magnesio y calcio.

147

- Administración continuada de diuréticos.

- Inanición crónica, caquexia o anorexia nerviosa.

- Síndrome de malaabsorción.

- Diabetes graves con cetoacidosis severa.

- Alcoholismo agudo.

- Quemaduras graves.

- Alcalosis respiratoria.

- Suplementos continuados de hierro, aluminio o magnesio los cuales forman fosfatos insolubles.

Fuentes naturales

Azúcar moreno: 44 mg

Melaza de caña: 93

Pavo: 320

Huevo: 204

Atún en aceite: 295

Bacalao seco: 891

Calamares: 119

Gambas: 230

Lenguado: 303

Merluza: 318

Sardinas en aceite: 293

Leche de vaca: 91

Yogur: 135

Margarina: 13

Zumo de limón: 10

Té: 5

También lo encontramos en las nueces, legumbres, cereales, albaricoques, alcachofas, almendras, aceitunas, apio, arroz, cerezas, castañas, cebolla, champiñones, col, ciruelas, espárragos, espinacas, nuez, peras, plátanos y uvas.

Otras formas menos conocidas son la levadura doméstica en polvo, el ácido fosfórico de los refrescos, los polifosfatos añadidos al jamón para evitar la deshidratación y las sales emulsionantes que se emplean para conservar alimentos como el queso.

Síntomas carenciales

En los casos graves hay trastornos neuromusculares importantes, con encefalopatía progresiva, coma y muerte. En las patologías medias existe debilidad muscular, alteraciones hematológicas con anemia hemolítica a causa de una disminución del oxígeno a partir de la hemoglobina y alteración de la función de los trombocitos y leucocitos. También se da una disminución en la cantidad de ATP, del glicerofosfato integrado en los hematíes y una disminución en el aporte de oxígeno a los tejidos. Estos casos son frecuentes en el alcoholismo, la acidosis diabética, la nutrición parenteral prolongada y la alcalosis respiratoria grave.

En estas patologías serias, que por supuesto se tratan siempre a nivel hospitalario, se administra fosfato potásico intravenoso si la función renal es correcta. Si no es así se utilizará el fosfato sódico. En los casos leves que no implican hospitalización puede bastar ingerir un litro de leche que proporcionará 1 gramo de fósforo y suprimir cualquier antiácido que se estuviera tomando.

Otros síntomas carenciales pueden ser:

Entumecimiento de las extremidades.

Incoordinación al hablar, con tartamudeos.

Piorrea dentaria.

Mala memoria y falta de concentración para los estudios.

Atrofia en el crecimiento por alteración en el metabolismo del calcio.

Respiración irregular por carencia de oxígeno.

Irritabilidad y neurastenia.

En los casos leves la forma más idónea para administrar fósforo, además de los alimentos lácteos, es como lecitina, la cual proporciona fosfolípidos de muy fácil asimilación y sin que den lugar a intoxicaciones hepáticas. Hay que recordar que el fósforo, tal y como se vende en algunos productos farmacéuticos, es hepatotóxico. Administrado homeopáticamente tiene el efecto contrario y actúa eficazmente para mejorar hepatopatías.

Hay que tener especial cuidado con las intoxicaciones por cerillas y productos fosforescentes. Las cerillas, en concreto, están elaboradas a partir de sesquisulfuro de fósforo unido al clorato de potasa, el cual suele contener en ocasiones fósforo blanco.

Aplicaciones no carenciales

Asistolia e insuficiencia cardiaca.

Espasmofilia digestiva y neuromuscular.

Disfunción paratiroidea con osteoporosis.

Insomnio con crispación, en unión al calcio.

Neuritis y polineuritis.

Esclerodermia.

Asma con espasmos.

Tosferina.

Arteriosclerosis.

Enfermedades mentales en general.

Fracturas, dolor de espalda.

Cobre

Su descubrimiento como nutriente presente en los alimentos data del año 1816 en el cual se demostró su presencia después de la combustión de numerosos vegetales. Estos datos fueron confirmados varios años después, nuevamente analizando las cenizas, pero dada la gran volatilidad a causa del calor, su presencia se consideró mínima. Tuvieron que pasar todavía muchos años, durante el año 1935, para que se descubriera su presencia en los animales y en el hombre, encontrándose concentraciones muy importantes en el hígado, músculos y el páncreas, con un peso total de casi 150 mg por adulto. Cantidades igualmente altas se haya en los crustáceos y moluscos, cuya sangre es de color azul precisamente por su alto contenido en cobre.

En el ser humano, la cantidad de cobre presente en la sangre está asociada a la ceruloplasmina, una alfa globulina y el resto, una pequeña fracción del total, está asociado a albúmina, a los hematíes y a la proteína transcupreína, todas ellas con cierta relación con el hierro.

La concentración de cobre está aumentada durante el embarazo, lo mismo que durante el tratamiento con estrógenos, siendo el contenido normal de la dieta de 2 a 5 mg/día.

Su absorción se produce en el intestino delgado y se regulan las necesidades de manera automática, aunque una parte importante no puede ser metabolizada por encontrarse ligada a compuestos no absorbibles. La porción útil se une a la albúmina y de ahí pasa al hígado y la médula ósea, eliminándose el sobrante por orina y bilis, retornando parte de él a la sangre como ceruloplasmina y finalmente de nuevo al hígado.

Funciones corporales

- Interviene junto al hierro en la síntesis de la hemoglobina, siendo imprescindible para la absorción, metabolización y disponibilidad de este mineral.
- ***Interviene en el desarrollo y mantenimiento de los huesos.***
- Imprescindible en la formación de la melanina a través de su acción en el metabolismo del aminoácido tirosina.
- Necesario para la coordinación muscular y la fuerza motriz.
- Interviene en el metabolismo de las proteínas y la producción del RNA.
- Protege a la vaina de mielina ayudando al metabolismo de los fosfolípidos.
- Estimula el crecimiento sano del cabello y su pigmentación.
- Es un potente antiinflamatorio y estimula la producción de corticoides orgánicos.
- Favorece la formación de anticuerpos y antitoxinas en sinergia con la vitamina C.
- Refuerza el sistema inmunitario a través de su acción sobre los leucocitos.
- Aumenta la resistencia de las articulaciones y el tejido cartilaginoso a las inflamaciones.

- Es co-factor de numerosas enzimas, entre ellas algunas que impiden la acción de los radicales libres, teniendo así una función antioxidante indirecta.
- Favorece la respiración celular.
- Incrementa la producción de hormonas suprarrenales y tiroideas.
- Controla el exceso de colesterol y evita la excesiva coagulación sanguínea.

Procedencia

Lo podemos encontrar en abundancia en: los mariscos, levadura de cerveza, nueces, germen del trigo, cacao y malta. También en el pan integral, setas, cereales integrales, carne de vaca, perejil y judías, así como en los pescados, legumbres, frutos secos y hortalizas verdes.

Causas de su carencia

Suelen encontrarse deficiencias en los recién nacidos prematuramente si son alimentados con leche de vaca y cereales refinados. La gran cantidad de cinc que existe en la leche de vaca impide que se pueda absorber el cobre, incluida la pequeña cantidad que pueda existir en los cereales.

Otra carencia muy común se debe a un problema hereditario denominado "síndrome de Menke" cuyo síntoma principal es un cabello de aspecto de estropajo, tieso y casi sin pigmento, el cual se da por una imposibilidad de metabolizar el cobre ingerido.

Los pacientes aquejados de artritis reumatoide tampoco pueden asimilar el cobre aunque tengan suficiente cantidad en sangre, lo mismo que las mujeres que toman anticonceptivos orales o los que reciben antibióticos del tipo de la penicilamina.

Otras carencias habituales se dan en el embarazo por aumento de las demandas y por interferencias con el cinc, el molibdeno y el flúor. La malnutrición, el esprúe, las diarreas y cualquier enfermedad de malabsorción, también provocarán carencias de cobre, lo mismo que el tomar suplementos líquidos de proteínas, ingerir cereales refinados o padecer cáncer.

Síntomas carenciales

Hay anemia ferropénica que no responde al hierro y es difícil de diferenciar.

Cabello ensortijado y en puntas duras, como de acero.

Alteraciones óseas similares al escorbuto.

Lesiones en las arterias y en la pared venosa que se vuelve frágil y visible exteriormente.

Cifras altas de colesterol que no responden a la dieta.

Afecciones cardiacas.

Pérdida del sentido del gusto.

Diarreas graves en los bebés.

Retraso en el crecimiento.

Pobre resistencia a las infecciones, especialmente víricas.

Falta de pigmentación de pelo y piel.

Mala síntesis de las proteínas.

Afecciones del sistema nervioso, especialmente degenerativas.

Edemas.

Lenta cicatrización de las heridas.

Afecciones hepáticas e intoxicaciones frecuentes.

Aplicaciones no carenciales

En presencia de gripe si se administra prematuramente se corta la enfermedad en 48 horas.

Alta velocidad de sedimentación.

Infecciones en general o baja resistencia. También como preventivo en los meses invernales.

Procesos reumáticos inflamatorios.

Enfermedades de los cartílagos o tendones.

Dado que se absorbe a través de la piel sudada, es útil utilizar pulseras de cobre para combatir enfermedades reumáticas crónicas.

Calvicie prematura, canas.

Vitíligo, psoriasis y piel pálida.

Disfunciones glandulares del tiroides y suprarrenales.

Infecciones de cualquier tipo. Permite acortar la enfermedad y reducir la dosis de antibióticos.

Leucemia y estados cancerosos.

Osteoporosis, artrosis cervical.

Quemaduras y úlceras por decúbito.

Intoxicación por cobre

El hecho de que las cañerías del agua estén construidas a partir de cobre (peor es aún que sean de plomo), puede implicar a la larga cierta intoxicación por cobre si están estropeadas. De igual manera, las enfermedades profesionales por cobre no son raras en trabajadores del metal o fábricas de pintura. No obstante y solamente con tomar suplementos de vitamina C o cinc se pueden evitar las acumulaciones excesivas de este mineral en riñón, hígado y cerebro.

La intoxicación aguda por ingerir más de 15 mg se manifiesta con náuseas, vómitos, dolor abdominal, diarreas y alteraciones mentales que pueden llegar hasta la muerte. La causa es una anemia hemolítica grave, acidosis metabólica y pancreatitis necrosante. El tratamiento incluye lavado gástrico y dosis altas de penicilamina.

Los casos crónicos, más difíciles de detectar, incluyen siempre una anemia hemolítica que no responde a los tratamientos normales y hepatitis crónica con cirrosis y edemas. Aunque un análisis de sangre puede indicar niveles bajos de cobre, la causa está en que se acumula en otras zonas corporales, entre ellas el cristalino y el hígado. Hay también temblores, rigidez de los músculos esqueléticos y alteraciones de la personalidad, además de disfunción renal. El tratamiento es exclusivamente médico, ya que una dieta pobre en cobre no resuelve la enfermedad. El empleo de suplementos de cinc está siendo investigado satisfactoriamente por su efecto antagonista del cobre y se recomienda muy especialmente no utilizar ningún utensilio culinario que contenga cobre, ni siquiera en la pintura.

Sílice

Este mineral que compone nada menos que la cuarta parte de la corteza terrestre, apenas si ha sido investigado en nutrición humana. Después del oxígeno es el elemento más importante en La Tierra, siendo muy similar al carbono, otro de los elementos básicos para la vida tal y como la conocemos. Conserva muchas similitudes con este elemento esencial, aunque los enlaces de sus átomos están aun más fuertemente ligados entre sí, lo que le hace estructuralmente fuerte y muy estable.

Está presente en todos los seres vivos, especialmente en aquellos tejidos fuertes o sólidos como los tendones, el pelo, la piel, el tejido conjuntivo, los huesos, la tráquea y el colágeno. También lo podemos encontrar en menor proporción en la esclerótica del ojo, los riñones, la piel, los pulmones y la sangre.

Funciones corporales

- Esencial en el **desarrollo del sistema óseo** y el mantenimiento de los ya formados.

- Forma el tejido conjuntivo y mantiene las articulaciones en buen estado.

- Es catalizador del azufre, el fósforo y el calcio.

- Forma parte del colágeno.

- Mantiene la pared arterial en buen estado, conservando su elasticidad.

- Ayuda al mantenimiento de la tensión arterial correcta.

- Es necesario en el crecimiento de las uñas, pelo y piel sana.

Procedencia

La Cola de Caballo, una popular planta que crece silvestre en todo el mundo, es una de las mejores fuentes de sílice que podemos encontrar. Basta una infusión diaria para asegurarnos dosis óptimas de este mineral.

También lo encontramos en los cereales integrales, la levadura de cerveza, el germen de trigo, la alfalfa, las semillas de calabaza y sandía, así como en las hortalizas de hoja verde, las manzanas, las peras, los puerros, la coliflor y los ajos. La popular cerveza también es otra fuente interesante de silicio, lo mismo que las algas marinas y los brotes de bambú.

La dosis diaria recomendada es de 30 mg

Aplicaciones no carenciales

Todas las alteraciones de las uñas (manchas blancas), dientes y huesos.

Flojedad en los ligamentos, especialmente de los tobillos.

Raquitismo y huesos débiles o poco desarrollados.

Caries.

Retraso en la consolidación de las fracturas.

Poco crecimiento, tanto óseo como muscular.

Artrosis y *osteoporosis*.

Arteriosclerosis.

Hipertensión.

Dolores articulares, menisco inestable.

Vejez prematura.

Senos flojos, caídos.

Ciática.

Artritis reumatoide.

Mala circulación por alteración de la pared vascular.

Enfermedades degenerativas del corazón.

Intoxicaciones por mercurio.

Agotamiento nervioso por desaliento.

Dispepsia con eructos.

Estreñimiento.

Retortijones intestinales.

Cálculos renales con infección.

Ulceraciones de piel con pus.

Otitis.

Abscesos supurados.

Celulitis.

Niños débiles, delgados.

Disfunciones neurovegetativas.

Sensibilidad extrema al frío.

Toxicidad

No se conocen casos de toxicidad por ingerir tabletas o suplementos de silicio, aunque sí por inhalarlo. El polvo de silicio, presente en numerosas minas, se incrusta con gran facilidad en los pulmones y puede dar lugar con relativa frecuencia a enfermedades profesionales como la silicosis. Por fortuna, si la persona está sana y no es fumadora, la mayor parte se elimina como ácido silícico por lo que deja de ser tóxico.

Otra forma de ingerirlo involuntariamente es en los alimentos procesados, ya que es un aditivo muy utilizado para evitar que los alimentos se apelmacen o para que no se forme espuma.

Treonina

Aminoácido esencial poco estudiado, aunque se le considera responsable del buen estado mental y emocional de las personas, así como en la absorción del resto de los aminoácidos. Actúa en sinergia con los aminoácidos glutámico en la agudeza mental, con la Lisina en el crecimiento estatural y con el Triptófano en lograr un sueño reparador. Con la vitamina C interviene en el sistema inmunitario, con el magnesio en la contracción muscular y la relajación, con el potasio en el equilibrio hídrico de las células y con el complejo B en el mantenimiento de una flora intestinal adecuada. Además, junto al Yodo mantiene el metabolismo activo y con el Inositol regula la cantidad de colesterol que hay en la sangre.

Las carencias de este aminoácido son frecuentes dado que se elimina en gran cantidad por el sudor y las heces.

Funciones orgánicas

Interviene en el metabolismo del fósforo en la formación del ATP y por ello es importante en la cadena energética.

Previene la degeneración grasa del hígado y le ayuda en su función de desintoxicación.

Regula la flora intestinal saprofita, impidiendo al mismo tiempo su degeneración y el desarrollo de bacterias patógenas.

Es importante en el *metabolismo del calcio* y ayuda a la formación de un buen esmalte dentario. También interviene en la formación y conservación del colágeno y la formación del callo óseo después de una fractura.

Mantiene la piel libre de arrugas y evita la aparición de espinillas en la juventud.

Regula el sistema nervioso.

Síntomas carenciales

En la infancia podemos encontrar mala formación de la dentadura con aparición de caries precoces que no se solucionan con flúor.

Uñas débiles, frágiles y con manchas blancas que no responden al Sílice ni al calcio. Su papel en el metabolismo del calcio óseo es pues muy importante.

Hay trastornos degenerativos hepáticos con infiltración grasa y mala regulación del colesterol y las sales biliares.

Hay alteraciones de los capilares sanguíneos con varices y hemorroides en los hepáticos, así como una deficiente absorción del resto de los aminoácidos esenciales.

El enfermo se vuelve débil, con piel grasa, padece infecciones y trastornos digestivos continuos, siendo normal el que su personalidad se resienta y degenere en problemas psíquicos graves. Afortunadamente las carencias se notan pronto y suele bastar una alimentación rica en proteínas para solucionarlo.

Aplicaciones no carenciales

Cualquier alteración de la personalidad que curse con irritabilidad.

Todos los problemas dentales de la infancia e incluso como *preventivo para una buena salud ósea.*

Problemas de congestión ocular matutina, en unión a la vitamina B-2.

Todas las hepatopatías en unión a las vitaminas del grupo B.

Varices, fragilidad capilar, hemorroides y hemorragias nasales de los anémicos, unido a la vitamina C y K, ésta última si hay problemas hepáticos.

Infecciones de repetición en unión a la Lisina y la vitamina C.

Colesterol alto y arteriosclerosis, unido a la metionina.

Presencia en los alimentos:

Trigo integral: 3,0

Harina blanca: 2,5

Soja: 3,9

Arroz: 3,8

Patata: 6,9

Cacahuete: 1,6

Avena: 3,0

Pescado: 4,7

Carne: 5,0

Leche: 4,7

Gelatina: 1,9

Huevo: 5,0

Maíz: 3,7

Pan: 2,8

Colágeno

El colágeno es una molécula proteica que forma las fibras colágenas que se encuentran en todos los organismos pluricelulares. Son secretadas por las células del tejido conjuntivo como los fibroblastos, así como por otros tipos celulares. Es el componente más abundante de la piel y de los huesos, cubriendo un 25% de la masa total de proteínas en los mamíferos.

Las fibras de colágeno forman estructuras que resisten las fuerzas de tracción. Su diámetro en los diferentes tejidos es muy variable y su organización también; en la piel de los mamíferos están organizadas como cestos de mimbre, lo que permite la oposición a las tracciones ejercidas desde múltiples direcciones. En los tendones lo están en haces paralelos que se alinean a lo largo del eje principal de tracción. En el tejido óseo adulto y en la córnea se disponen en láminas delgadas y superpuestas, paralelas entre sí, mientras las fibras forman ángulo recto con las de las capas adyacentes.

Las células interactúan con la matriz extracelular tanto mecánica como químicamente, lo que produce notables efectos sobre la arquitectura tisular. Así, distintas fuerzas actúan sobre las fibrillas de colágeno que se han secretado, ejerciendo tracciones y desplazamientos sobre ellas, lo que provoca su compactación y su estiramiento.

Isoflavonas de soja

Las isoflavonas son fitoestrógénicas, sustancias químicas vegetales que tienen ayudan a que el cuerpo produzca estrógenos. Debido a que ofrecen cierta protección contra la osteoporosis, los investigadores teorizan que las isoflavonas también pueden ayudar a detener la pérdida ósea. Sin embargo, los estudios son contradictorios. La mejor fuente de isoflavonas de soja es a través de la dieta (tofu, leche de soja y soja). Sin embargo, cuando las isoflavonas se comen en los alimentos, no parecen tener los mismos efectos negativos que los estrógenos suplementarios, pero no deben tomarse en los tumores hormono dependientes. La soja contiene ácido fítico, que puede bloquear la absorción del calcio y otros minerales críticos.

Ipriflavona (600 mg al día): se trata de una isoflavona sintética derivada de las isoflavonas naturales que se encuentran en la soja, el trébol rojo y otras fuentes de alimentos; también puede ayudar a prevenir y tratar la osteoporosis. Ayuda a prevenir las fracturas de las vértebras en las mujeres posmenopáusicas.

Ácidos grasos

La inflamación crónica está casi siempre asociada con la osteoporosis. Los ácidos grasos omega-3 se consideran los últimos anti-inflamatorios. Un estudio reciente publicado en el British

Journal of Nutrition también encontró que el ácido graso omega-3 DHA mejora significativamente la materia mineral ósea e incluso puede ser parte del maquillaje de la médula ósea. Esto lo convierte en un nutriente importante para la salud ósea y reduce la inflamación.

La manera más fácil para obtener su dosis diaria de omega-3 es con aceite de pescado o suplementos de aceite de hígado de bacalao. El aceite de kril es otra excelente manera de obtener una potente dosis de omega-3, junto con semillas de lino o aceite de semilla de lino. Comer peces grasos como el atún, la caballa, el arenque y el salmón es también una gran manera de conseguir un montón de omega-3.

Los ácidos grasos esenciales parecen aumentar la cantidad de calcio que el cuerpo absorbe, disminuir la cantidad de calcio perdido en la orina, mejorar la resistencia ósea y mejorar el crecimiento óseo.

Carotenoides

Los estudios demuestran que los carotenoides protegen la densidad mineral ósea en hombres y mujeres mayores

Estroncio

Químicamente, el estroncio está estrechamente relacionado con el calcio. Se acumula principalmente en los huesos y se ha encontrado que tiene actividad anabólica. El estroncio ayuda a detener la resorción ósea (pérdida ósea) y, al mismo tiempo, juega un papel esencial en la formación ósea. De hecho, un suplemento de estroncio puede reducir el riesgo de fractura de hueso en un 50%, según un artículo publicado en 2004 en el New England Journal of Medicine.

Otros estudios han demostrado que el estroncio también puede mejorar el metabolismo del cartílago, por lo que es un nutriente importante para la reconstrucción del cartílago óseo. Se necesitan 680 mg por día.

Boro

El boro es uno de los nutrientes más subestimados y pasados por alto para la salud ósea. Este mineral es necesario para reemplazar el calcio perdido de los huesos, junto con la conversión de la vitamina D en un estado activo, lo que inicia la producción de estrógenos.

El bórax es un mineral de origen natural que se encuentra comúnmente en los lagos salados secos y se utiliza como limpiador por tener un pH fuertemente alcalino (9 y 10. Cuando se ingiere, reacciona con ácido clorhídrico del estómago para formar ácido bórico y cloruro de sodio.

Una manzana orgánica cultivada en buen suelo puede tener 20 mg de boro. También lo encontramos en los granos enteros, los frutos secos y aguacates, así como también en frutas como las bayas, ciruelas, naranjas y uvas. La soja es uno de los más ricos en boro.

Posee propiedades antisépticas, antimicóticas y antivirales, pero sólo una acción antibacteriana suave, siendo esencial para la integridad y la función de las paredes celulares, y la forma en que las señales se transmiten a través de las membranas.

El boro se distribuye por todo el cuerpo con la mayor concentración en las glándulas paratiroides, seguido por los huesos y el esmalte dental. Es esencial para una función sana del hueso y de las articulaciones, regulando la absorción y metabolismo del calcio, magnesio y fósforo a través de su influencia en las glándulas paratiroides. El boro es para las paratiroides lo que el yodo es para la tiroides.

La deficiencia de boro hace que las paratiroides se vuelvan hiperactivas, liberando demasiada hormona paratiroidea que eleva el nivel de calcio en la sangre liberando calcio de los huesos y dientes. Esto conduce a la osteoartritis y otras formas de artritis, osteoporosis y caries. Con el avance de la edad los niveles altos de calcio en la sangre conducen a la calcificación de los tejidos blandos causando contracciones musculares y rigidez, calcificación de las glándulas endocrinas, especialmente la glándula pineal y los ovarios, arteriosclerosis, cálculos renales, y la calcificación de los riñones que conduce en última instancia a la insuficiencia renal. La deficiencia de boro combinada con la deficiencia de magnesio es especialmente perjudicial para los huesos y los dientes.

El boro afecta el metabolismo de las hormonas esteroides, y especialmente de las hormonas sexuales. Aumenta los niveles bajos de testosterona en los hombres y los niveles de estrógeno en las mujeres menopáusicas. También tiene un papel en la conversión de vitamina D a su forma activa, aumentando así la captación de calcio y la deposición en el hueso y los dientes en lugar de causar calcificación en los tejidos blandos. Tiene efectos beneficiosos en la mejora de los problemas cardíacos, la visión, la psoriasis, el equilibrio, la memoria y la cognición.

El bórax, también puede utilizarse para eliminar el fluoruro y los metales pesados acumulados del cuerpo. El fluoruro no sólo provoca que los huesos se deterioren, sino también alteraciones en la glándula pineal y la tiroides. El borax reacciona con iones de fluoruro para formar fluoruros de boro que luego se excretan en la orina.

Los expertos recomiendan tabletas de boro conteniendo entre 3 y 10 mg, pero en algunos países está prohibido. No administrar en el embarazo.

La ingestión de grandes cantidades puede irritar el estómago con náuseas y vómitos. Puede afectar el comportamiento (espasicidad / contracción muscular, somnolencia), órganos de los sentidos, metabolismo y sistema cardiovascular. La exposición continua puede producir deshidratación, congestión interna del órgano y coma.

Otros

El **zinc** estimula la formación ósea e **inhibe la pérdida ósea** en los animales.

La vitamina C puede **limitar la pérdida ósea en los primeros años** de la menopausia.

La falta de **melatonina** es posible que contribuya al desarrollo de la osteoporosis.

CAPÍTULO 7

TRATAMIENTOS NATURALES

Plantas medicinales

Junto a la utilización de los minerales anteriormente descritos, se recomienda tomar al menos una vez al día las siguientes plantas medicinales:

COLA DE CABALLO

Equisetum arvense

Partes utilizadas

Se emplean las hojas.

Composición

Hierro, potasio, aluminio, sílice, equisetina, selenio, vitamina C y tanino. Flavonoides, glucósidos y alcaloides.

Usos medicinales

Es un potente diurético y remineralizante. Se emplea especialmente en problemas óseos como *osteoporosis,* raquitismo y fracturas. Es un excelente diurético, rico en potasio, ayuda a controlar las hemorragias de nariz y potencia la coagulación sanguínea en general. Actúa como antirreumático restableciendo la integridad de los tejidos, mejora las defensas orgánicas, elimina el exceso de ácido úrico, los cálculos renales y corrige las metrorragias y las dismenorreas. Frena la proliferación y división celular en casos de metástasis cancerosa. Eficaz en cistitis. Tiene sinergia con la Bolsa de pastor en hemorragias, con la Dolomita en el raquitismo y la osteoporosis, y con los espárragos en la insuficiencia renal.

Otros usos

Externamente se emplea también en las hemorragias de nariz, las heridas sangrantes y las hemorroides. Los brotes tiernos son comestibles en ensalada y poseen un fuerte efecto diurético, además de aportar mucho minerales. Para molestias oftálmicas se emplea la infusión concentrada templada, lo mismo que para lavados de cabello en casos de caspa, seborrea o alopecia.

Mejora la tuberculosis pulmonar y previene la gota.

Toxicidad

No tiene toxicidad.

ORTIGA MAYOR

Urtica dioica

Partes utilizadas

Se emplean las hojas.

Composición

Clorofila, ácidos fórmico, acético, minerales, vitaminas y oligoelementos.

Usos medicinales

Remineralizante, diurética y antirreumática. Baja el ácido úrico, elimina los cálculos renales, es eficaz en diabetes y edemas, mejora la función biliar, las diarreas y las úlceras gastroduodenales, contribuyendo a la *calcificación ósea*.

Otros usos

Externamente se emplea para robustecer el cabello, eliminar la caspa, para lavados vaginales y bucales, así como en las dermatitis seborreicas.

Toxicidad

La sustancia urticante está dentro de los pequeños pelos de las hojas, los cuales rompemos al tocarlas y así el veneno se disemina en la piel. No obstante, basta un ligero escaldado en agua caliente para que pierdan ese poder y así las podamos tocar ya libremente e incluso comer. Para recolectarlas bastan simplemente unas tijeras y unos guantes de fieltro gruesos.

ONAGRA /PRÍMULA

Oenothera biennis

Partes utilizadas

De esta planta se emplean principalmente las semillas.

Composición

Ácidos grasos esenciales.

Usos medicinales

Factor decisivo en el metabolismo de las prostaglandinas y en la formación de la piel. Tiene una importancia alta en la regulación de la síntesis de las prostaglandinas, así como en la alergia y las defensas orgánicas. Eficaz en la dismenorrea, esclerosis múltiple, envejecimiento cutáneo y artritis reumatoide. Se recomienda en el eccema atópico, la falta de lágrima o secreción vaginal, la neuropatía diabética, prevención de trombosis, y control del colesterol.

Posee efectos muy beneficiosos en la **resorción ósea**, regulando el desarrollo, maduración y actividad de osteoclastos y osteoblastos.

Otros usos

Se emplea en el tratamiento de la esquizofrenia y en niños hiperactivos. Hay que emplearla unida a la vitamina E por su facilidad para oxidarse. También se pueden emplear las raíces, flores y hojas, pues estas dos últimas también contienen los preciados aceites esenciales. Poseen propiedades tónicas del sistema nervioso, son antiespasmódicas y calmantes.

Toxicidad

No tiene toxicidad.

Otras plantas medicinales

Se recomiendan también la caléndula, ginseng, salvia, ortiga blanca y diente de león, y de modo especial:

Cimifuga

El cohosh negro contiene fitoestrógenos. A menudo se utiliza para aliviar los síntomas de la menopausia, aunque la evidencia de su eficacia es mixta.

Symphytum

Cuando la osteoporosis es un problema, las fracturas a menudo se producen por traumatismo leve. Este remedio puede ser útil para fortalecer y sanar los huesos cuando ocurren nuevas fracturas, y también es útil cuando el dolor persiste en fracturas curadas.

Trébol rojo (Trifolium *pratense*). Las isoflavonas extraídas de esta hierba pueden retardar la pérdida ósea en las mujeres.

Fucus (Fucus *vesiculosus L.*) Rica en minerales por lo que puede ser un tratamiento complementario para la osteoporosis.

Avena (Avena *sativa*) aumenta los niveles hormonales que estimulan el crecimiento celular.

Romero

Es una buena hierba con propiedades antiinflamatorias. Se puede comprar o cultivar una maceta en casa.

Té verde

Está lleno de nutrientes para construir los huesos y fuertes antioxidantes, siendo más potentes que los encontrados en los arándanos y 7 veces más fuertes que los encontrados en el chocolate negro. Los mayores consumidores de té verde, en particular el té verde Matcha, en el mundo, tienen las tasas más bajas de artritis y osteoporosis en el mundo.

Hinojo

El hinojo contiene fitonutrientes y antioxidantes que ayudan a reducir la inflamación. También es rico en calcio y magnesio y otros minerales óseos esenciales. Un estudio publicado en el International Journal of Molecular Medicine encontró que comer un puñado de semillas de hinojo todos los días puede tener un efecto positivo sobre la densidad mineral ósea (remineralización).

Cúrcuma

Se utiliza en la medicina ayurvédica desde hace miles de años, y se considera una de las principales especias para reducir el dolor en las articulaciones y la inflamación. Es mejor combinarla con 6-8 granos de pimienta negra, pues aumenta la eficacia de la cúrcuma un enorme 2000%.

Jengibre

El jengibre funciona tan bien para reducir el dolor y la inflamación que es habitual encontrarlo en casi todos los suplementos antiinflamatorios a base de hierbas en el mercado. De hecho, un estudio de la Universidad de Miami determinó que el extracto de jengibre podría convertirse algún día en una alternativa natural a los antiinflamatorios no esteroideos (AINE).

Pimienta de cayena

Es un poderoso anti-inflamatorio / analgésico que contiene un compuesto único llamado capsaicina. La capsaicina suprime las señales de dolor mensajero enviadas al cerebro (de una manera natural), que a su vez proporciona un alivio rápido sobre cualquier hinchazón y malestar.

Aceite de coco

Contiene ácido láurico, un antiinflamatorio y analgésico. Por lo general se recomienda para las articulaciones artríticas dolorosas, pero también funciona para la osteoporosis, así como la osteoartritis. El aceite de coco también ayuda con la absorción de calcio y magnesio y se ha encontrado para revertir los efectos de estrógenos bajos en las mujeres, incluida la pérdida de densidad ósea. Además, los compuestos antioxidantes en el aceite de coco ayudan a mantener la estructura ósea y prevenir la pérdida ósea en los cambios hormonales.

Otros

Canela, salvia, tomillo, orégano y mejorana.

HOMEOPATÍA /SALES DE SHÜSSLER

La homeopatía no sigue los mismos criterios terapéuticos que el resto de los productos anteriormente recomendados, pues ni la frecuencia, ni la cantidad, son determinantes, sino la cualidad. Lo importante es encontrar el remedio adecuado a esa persona en concreto, lo que no siempre es fácil. Respecto a las Sales de Schüssler su acción no está basada en la dinamización del remedio como ocurre con la homeopatía, sino en restituir al organismo de aquellas sales de las cuales carece. Su acción, aunque lenta, es resolutiva.

Con este fin se han elegido solamente algunas sustancias, fáciles de administrar, que incluso pueden administrarse conjuntamente, estableciéndose como posología media una dosis al día, preferentemente por la mañana en ayunas. La dilución recomendada es a la 6DH si elige Sales de Schüssler, y si se trata de homeopatía deberá ser a la 9CH.

Calcárea phosphorica

Por su radical fosfórico forma parte de todas las células orgánicas, llegando a ser imprescindible en la producción de energía, la renovación de las células sanguíneas, la salud del sistema nervioso y todo el sistema óseo.

Se encuentra en las cerezas, los albaricoques, las ciruelas, los dátiles, las fresas, la naranja, la pera, el limón, las uvas, las nueces y los plátanos. También en las alcachofas, el apio, el arroz, los cereales, las castañas, las cebollas, los champiñones, los espárragos, las espinacas, los nabos y las coles.

Su carencia provoca alteraciones en el desarrollo intelectual, debilidad muscular y retraso en el desarrollo óseo.

Indicaciones

Raquitismo, reumatismos, *osteoporosis*, crecimiento, anemias, hemorragias frecuentes. Niños que crecen demasiado rápidamente y les duelen los huesos.

El tratamiento con Risedronato influyó en la reparación, dando lugar a una mayor cantidad de hueso gracias a la inducida con Calcarea phosphorica 6CH.

Sin embargo, el hueso formado bajo el tratamiento con Risedronato mostró una resistencia a la resorción, manteniendo su aspecto trabecular, mientras que la Calcarea Phosphorica 6CH el hueso cambió de un trabecular inicial a un hueso lamelar al final del experimento.

Los tratamientos alopáticos y homeopáticos condujeron a diferentes resultados de formación ósea en cuanto a aspectos de remodelación y maduración. Por lo tanto, es necesario realizar más investigaciones para evaluar la resistencia y la calidad del hueso formado. La evaluación de la reparación a través del análisis de densidad óptica no describe fielmente el curso morfológico del callo óseo porque no considera las diferencias entre los huesos trabecular y lamelar y también porque añade el tejido conectivo fibroso a las mediciones.

Calcárea fluorica

La encontramos en las células del tejido conjuntivo y fibroso, en el periostio, en los dientes, los tendones, el cristalino y la piel. Actúa sobre todos los tejidos de sostén, especialmente los ligamentos, el esmalte dentario y la médula ósea.

La contienen en cantidades importantes el albaricoque, tomate, trigo, uvas, arroz, cebada, patatas, espárragos, espinacas y el té.

Su carencia provoca retraso en el desarrollo óseo, flojedad ligamentosa, varices y hemorroides.

Indicaciones

Insuficiencia venosa, fibrosis glandular, ptosis (caída) mamaria o parpadeal, caries, raquitismo, *osteoporosis* y tobillos frágiles. Irregularidad en el crecimiento y deformaciones óseas.

Rigidez, dolor y debilidad de los huesos y articulaciones a menudo son experimentados por aquellos que necesitan este remedio. Huesos delicados y fácilmente rotos. Dolor en los huesos del cuello, parte superior de la espalda y las caderas puede ser angustiante. El cansancio profundo se siente con frecuencia, especialmente después del ejercicio. No apetito, heces verdes, ofensivo, con comida no digerida. Pueden desarrollarse depósitos de calcio y espuelas óseas, incluso mientras ocurre una pérdida ósea general, y las fracturas pueden tardar en sanar. Un sentimiento de insatisfacción y un fuerte deseo de viajar o un cambio de circunstancias se ven a menudo en personas que necesitan Calcarea phosphorica.

Calcarea Iodada

Este remedio debe ser considerado cuando hay deficiencia de músculos y grasa, además de la deficiencia de los huesos. La condición insalubre de las glándulas siempre está presente cuando este remedio está indicado.

Calcarea carbonica

Este remedio puede funcionar muy bien para las personas con osteoporosis mediante la promoción de la absorción de calcio. A menudo es útil para las personas que se cansan fácilmente por el esfuerzo y tienden a sentirse ansioso y abrumado por el trabajo o el estrés. La persona puede estar fría, flácida o con sobrepeso, y sentirse peor por el frío y la humedad. El dolor de espalda, las articulaciones hinchadas, y una cabeza sudorosa en la noche se ven a menudo. Las personas que necesitan este remedio a menudo tienen antojos fuertes tanto para los huevos como para los dulces.

Phosphorus

Este remedio es a menudo útil para las personas que son sensibles, sugestionables, imaginativas, pero fácilmente cansado o debilitado físicamente. Los huesos pueden ser menos fuertes de lo normal, o ser lentos para curar después de fracturas. La debilidad se siente a menudo en la columna vertebral, con dolor ardiente entre los omóplatos. Las personas que necesitan este remedio son a menudo altas y delgadas con una cara de fácil lavado. Un deseo de refrescar los alimentos (especialmente el helado) y la sed fuerte de bebidas frías o carbonatadas son otras indicaciones para el fósforo.

Silicium (Silica)

Las personas que necesitan este remedio son a menudo nervioso, fácilmente cansado, muy frío, y tienden a sudar por la noche. Tienen una apariencia refinada o delicada, ya menudo tienen debilidad en la columna vertebral. Sus lesiones son lentas para sanar, y tienden a tener una baja resistencia a la infección. El ejercicio moderado a menudo calienta a la persona y mejora la energía.

También se recomiendan: Magnesium phosphoricum (Sales de Schüssler), Aurum y Fluoricum (Homeopatía).

FITOESTRÓGENOS

Los fitoestrógenos son compuestos que se encuentran en muchos alimentos y plantas, teniendo como característica más importante el que son estructuralmente o funcionalmente similares a los estrógenos, esto es, la hormona femenina por excelencia. En este grupo encontramos diferentes clases: lignanos, isoflavonas, coumestanos y lactonas (estos dos últimos, activos en animales). Otros compuestos naturales con efecto estrogénico son los triterpenos y el Ginseng, además de la Salvia, la Alfalfa y el Lúpulo.

Las semillas de lino contienen las mayores concentraciones de lignanos, pero también se encuentran en el salvado, los cereales integrales y en algunos vegetales, legumbres y frutas. Las isoflavonas (también llamados flavonoides) se encuentran en las judías de la soja y clavos de olor, siendo los más estudiados la genisteina y dadzeina.

En la última década, científicos occidentales han realizado cientos de estudios de los componentes de la soja y su papel en la prevención de algunas enfermedades crónicas como la *osteoporosis*, cáncer (mama-próstata) y enfermedades del corazón, de menor incidencia en los habitantes de los países orientales.

El metabolismo de los fitoestrógenos es probable que se lleve a cabo por las bacterias del colon, que los convierten en compuestos activos, aunque los lignanos e isoflavonas tienen actividad estrogénica "débil" en el organismo y su efecto varía dependiendo de la fuente natural de fitoestrógenos, estado de salud de la persona (absorción mayor o menor) y dosis.

Efectos positivos

La incidencia de las oleadas de rubor facial, el síntoma más común de la menopausia, varía del 70% al 80% en las mujeres en Europa, un 57% en las mujeres en Malasia, y sólo 14% en China. La diferencia en estas poblaciones de mujeres, es el elevado contenido de isoflavonas (obtenidos de productos de soja) en la dieta de la mujer china.

El cáncer de colon, pecho, próstata, endometrio y ovarios (considerados hormonal-dependientes), tienen menor incidencia en Asia y Europa del Este que en los países occidentales, siendo Japón donde hay menor incidencia de estos cánceres. En los países asiáticos el consumo de legumbres aporta un total de 25 a 45 miligramos de isoflavonas por día, en comparación a los Estados Unidos que apenas llegan a los 5 mg.

Las mujeres japonesas, con la menor incidencia de cáncer de mama del mundo, cuando se trasladan a vivir a los Estados Unidos y cambian su dieta, aumentan su riesgo de padecer este tipo de cáncer. Sin embargo, hay otras cuestiones para valorar este aumento, como el hábito de fumar, el consumo de grasas saturadas, y la menor ingesta de pescado azul. Indudablemente, un aumento de fitoestrógenos en la dieta genera menor riesgo de cáncer, especialmente cáncer de mama.

El consumo de productos de soja también se ha relacionado con la menor incidencia de cáncer de recto, según un informe presentado por el investigador Garey Markiewicz en su estudio publicado en 1993 en la revista "Journal of Steroid Biochemistry Molecular Biology"

No menos importante es el efecto protector de las sustancias estrogénicas generadas por los fitoesteroles, gracias a la disminución de los niveles de lípidos (colesterol) y el aumento del colesterol bueno HDL (lipoproteína de alta densidad). Tres raciones de productos de soja por día (perlas, batidos, salsa o tofu), pueden ayudar a disminuir los niveles de colesterol y triglicéridos.

En un estudio realizado en Australia en 1996 por el Royal Hospital para la Mujer, se revisaron 861 artículos publicados (1980 a 1996) sobre los efectos clínicos de los fitoestrógenos o fitoesteroles, en donde los autores concluyeron que estos compuestos son biológicamente activos, inhibiendo el crecimiento y proliferación de diferentes células cancerosas. Si, como parece seguro, los alimentos que contienen fitoestrógenos reducen los niveles de colesterol y ayudan para el tratamiento de la osteoporosis, además de reducir los síntomas de la menopausia y prevenir las enfermedades cardiovasculares, es razonable el interés que han suscitado, y todo ello sin receta médica.

Otro alimento con gran contenido en fitoesteroles son las semillas de lino o el propio aceite extraído de su prensión en frío, el cual se puede consumir en ensaladas, en cápsulas o masticando las propias semillas. Del mismo modo, aunque en menor cantidad, también podremos encontrar estas sustancias en las semillas de girasol, los cereales de grano entero, el germen del trigo y el salvado integral.

El cumestrol, otro fitoestrógeno de interés, se encuentra en el trébol rojo, alfalfa y coles, mientras que los lignanos se concentran sobre todo en las lentejas, cereales y lino. Entre las isoflavonas hay muchos compuestos, pero los más notables son la genisteina y la daidzeina que se encuentran sobre todo en las semillas de soja. Recordamos, igualmente, que la soja se encuentra en el mercado también como alimento para cocinar, teniendo un sabor y aspecto similar a la lenteja, aunque de color verde, cocinándose igual que cualquier legumbre.

Y respecto a la menopausia y la osteoporosis, hay que resaltar que los efectos de la soja y de los fitoestrógenos sobre la calidad del hueso son dignos de tenerse en cuenta, comprobándose que el consumo de 40 g de proteínas de soja/día (unos 90 mg de isoflavonas/día), durante 6 meses, aumenta significativamente la densidad mineral ósea vertebral en mujeres postmenopáusicas, recomendándose prolongarlo durante al menos dos años.

EL CALDO DE HUESOS

Es un alimento que contiene todos los bloques de construcción para la construcción de huesos, articulaciones y tejido conectivo. En realidad contiene cada ingrediente y nutriente que se necesita para curar su osteoporosis, y no tiene estrógenos. Se pueden utilizar los huesos de las comidas sobrantes (en lugar de tirar a la basura) o puede salir y comprar algunos huesos en el mercado. El pollo y las espinas de pescado son los mejores. El único inconveniente es que elaborarlo requiere cocer los huesos a fuego lento.

TRATAMIENTO BIOLÓGICO ANEXO

Plantas estimulantes del metabolismo:

Nogal, Cardo Santo, Centáurea, Canela, Fenogreco, Jengibre, Cola de Caballo, Angélica, Salvia, Regaliz, Mandarina, Grosellero Negro, Ajedrea, Geranio.

Plantas de acción sobre el sistema digestivo:

Fenogreco, Centáurea, Canela, Regaliz.

Plantas de acción sobre las suprarrenales:

Grosellero Negro, Ajedrea, Geranio.

Plantas acción sobre el entorno óseo:

Jengibre, Mandarina, Nogal, Cardo Santo.

Aceites Esenciales:

Salvia, Canela, Ajedrea, Geranio.

Alimentos de especial interés:

Fucus, Avena, Levadura de Cerveza, Fresa, Limón, Manzana, Uva, Cereza, Ciruela.

LA LIMPIEZA INTESTINAL CON AGUA SALADA

Este método sencillo de la limpieza intestinal con agua salada es llamado Shan Prakshalana y se utiliza como terapia previa a un tratamiento para solucionar la osteoporosis. La finalidad del tratamiento es mantener el intestino limpio, consiguiendo al mismo tiempo liberar a la sangre de impurezas, lo mismo que al hígado, riñones, en definitiva a todo nuestro metabolismo, lo que se traducirá en un mejor equilibrio orgánico. Si la osteoporosis es una enfermedad que se da habitualmente en la última etapa de la vida, posiblemente una de las causas que la generan es la acumulación de residuos durante los años anteriores. Sobre estos residuos se actúa con este tratamiento de limpieza intestinal.

Se puede comer un poco de arroz blanco muy cocido con unos 30 gr. de mantequilla para que lubrique de nuevo las paredes intestinales. En lugar de arroz se puede tomar también algún tipo de pasta muy cocida. Y no se debe beber ningún líquido antes de efectuar esta primera comida ya que si no continuarán las evacuaciones.

En las siguientes comidas, y hasta que no hayan pasado cuarenta y ocho horas, no debe tomarse ningún alimento ni bebida de tipo ácido (tomate, yogur, leche, frutas, refrescos, etc.), picante (salsas, ajo, cebollas, condimentos, etc.), ni excitantes (café, té, chocolate, etc.).

Hay que tomar sólo alimentos neutros, como arroz, legumbres cocidas, pan, pasta, verduras, etc. Es decir, alimentos simples, de fácil digestión, que no puedan irritar el intestino que acabamos de limpiar.

Después de la primera comida se pueden tomar infusiones de plantas medicinales depurativas y purificantes para que completen la limpieza.

El alcohol está prohibido, tanto antes de la limpieza como hasta dos días después de la misma.

Después de la primera comida se debe hacer reposo total, sin cargar la mente con lecturas, dejándose llevar por notas de música que sea relajante y procurando no enfriarse.

No cabe duda que efectuar una limpieza de algo tan sucio como puede ser nuestro organismo ya es de por sí una gran ventaja, pero además se pueden obtener otros efectos benéficos como:

Se puede eliminar algún producto ingerido meses atrás: un pequeño trozo de plástico, pepitas de tomate o de uva, huesos, etc.

Después de la limpieza, queda una agradable sensación de quietud interior que en los días siguientes se traducirá en un mejor sueño, un mejor aliento, la desaparición de erupciones y granos y la desaparición de olores corporales.

Se produce también una limpieza de los riñones, ya que parte del agua bebida se desvía hacia ellos, así como una estimulación del hígado y del páncreas.

La limpieza del intestino asegura una mejor absorción y asimilación de los alimentos.

Desaparecen la pesadez de estómago, los flatos y los gases.

Otros tratamientos:

En caso de que ya nos haya sido diagnosticada la osteoporosis, se pueden realizar los siguientes tratamientos, empezando siempre por este orden en que están descritos:

Cura de arcilla roja o blanca por vía oral: Comenzar con una cucharadita de las de café "moka" al día, e ir incrementando la dosis progresivamente observando las evacuaciones y las reacciones, el aumento de la dosis tiene que ser perfectamente soportada, hasta llegar a la dosis máxima de tres al día.

Preparación: Se preparará siempre por la noche antes de acostarse. En un vaso de agua (que no sea del grifo), se disolverá 1 cucharadita de las de café y se dejará reposar toda la noche. A la mañana siguiente beber el agua del vaso sin removerlo ni agitarlo, procurando que la arcilla quede en el fondo del vaso. Observar durante el día las evacuaciones.

Al día siguiente repetir la operación con dos cucharaditas de las de café. Observar la reacción. Al tercer día repetir la operación con tres cucharaditas. Observar la reacción.

Si a partir del tercer día las evacuaciones son normales repetirlo cada día hasta el día que haga 9. Reposar durante 3 días y repetir la operación durante 9 días más, volver a reposar 3 días y repetir la cura otros 9 días.

Nota.- La arcilla blanca debe de ser sin arena.

Cuando se haya efectuado el tratamiento anterior, se tomará durante un mes seguido la siguiente infusión:

Harpagofito.

Diente de león

Sauce.

Ulmaria.

Cola de caballo.

Grosellero negro

MEDIDAS FÍSICAS

Ejercicio

Y finalmente, trate de encontrar algo de tiempo para el ejercicio regular. El ejercicio ayuda a fortalecer los huesos. El entrenamiento con pesas es de lejos el mejor para la osteoporosis y la osteoartritis y esto se ha demostrado repetidamente en múltiples estudios. Incluso sólo 2 veces a la semana puede ser suficiente. Trate de encontrar un gimnasio que atienda a los enfermos de osteo y artritis o para los ancianos si se puede. Le recomendamos paciencia y perseverancia para comenzar a notar la mejoría y es mejor esperar al menos 90 días antes de hacer cualquier juicio en cuanto a su eficacia. Recuerde, ha tardado muchos años para que sus huesos y articulaciones estén deteriorados, así que necesitará 12-18 meses completos para que pueda revertir completamente su osteoporosis y recuperar la máxima movilidad, y cualquier prueba que realice lo demostrará.

Seguramente ya sabe que sin ejercicio no hay posibilidad de curar la osteoporosis, y es por eso que ahora vemos grupos de ancianos caminando por los parques a primera hora de la mañana, armados con sus zapatillas deportivas y un chándal para que todo quede bien claro. Ellos "hacen deporte", no importa cuál, y lo mismo nadan en las aguas frías del mar que practican la rumba por aquello que también es "sano". Indudablemente hacer ejercicio es vital a cualquier edad para tener huesos saludables y supone una parte importante de un programa de prevención y tratamiento de la osteoporosis. Además, el ejercicio no solamente mejorará la salud de sus huesos, sino que también aumentará la fuerza muscular, la coordinación, el equilibrio y conducirá a una mejor salud general.

Como los músculos, los huesos consisten en tejidos vivos que responden al ejercicio fortaleciéndose y reteniendo los minerales que les hacen fuertes. No estamos hablando de partes del cuerpo sin vida, pues los cambios que se originan en su matriz son intensos y durante toda la vida, en ocasiones para perder vitalidad. Aunque aparentemente sólidos, los huesos se deforman con facilidad, pero igualmente pueden restituirse a su forma anterior, aunque con algo más de esfuerzo. Las mujeres y hombres jóvenes que hacen ejercicios regularmente, por lo general alcanzan una mayor densidad ósea que los que no lo hacen, y esto es algo que hay que mantener desde los 30 años de edad.

¿Existe un ejercicio idóneo para mantener los huesos fuertes? Esencialmente cualquiera puede valer, pero nos servirán mejor aquellos que provocan contracciones musculares intensas, y caminar no proporciona estos beneficios, aunque como ejercicio aeróbico para la circulación es correcto.

El mejor tipo de ejercicio para sus huesos es aquel que moviliza al músculo, especialmente a aquellos que rodean algún hueso importante (muslos, cadera, columna), y en este sentido el trabajo con resistencias (pesas) parece adecuado. Éste es un tipo de ejercicio que nos fuerza a trabajar en contra de la gravedad, del mismo modo que ocurre cuando subimos montes o escaleras, jugamos al baloncesto o practicamos artes marciales. Bailar indudablemente le será útil, pues mejorará sus articulaciones posiblemente anquilosadas. Se trata de algo muy romántico si entrelazamos la cintura de nuestra pareja en un tango o marcarse una rumba, pero el baile que le recomendamos es el jazz, o cualquier otro donde tengamos los pies más tiempo en el aire que en el suelo.

La bicicleta mejor la olvida para siempre, ya que supone una torsión para la espalda muy peligrosa, además del impacto repetido que tiene que sufrir su columna vertebral en todo su recorrido, especialmente en el cóccix. Y si pedalea por terreno desigual peor aún, pues cada bache le ocasionará una tortura a sus ya delicadas vértebras.

Las artes marciales internas, como el Tai chi e incluso algunos estilos de Kung-fú son extraordinarias, lo mismo que el método Pilates. Y sobre la natación ya sabe: la humedad del agua no es adecuada para los huesos, pero si este es su deporte preferido escoja al menos aguas templadas.

Finalmente, nos queda una actividad física que puede ejercitar en cualquier lugar y momento del día, y ni siquiera necesitará acudir a un gimnasio. Nos referimos a los ejercicios isométricos. Se trata de hacer máxima fuerza contra un obstáculo imposible de vencer (una pared, por ejemplo), y mantener esa contracción muscular durante 20 segundos, repitiéndola varias veces. Apretar las manos una contra otra o empujar con sus piernas hacia el suelo con la máxima fuerza, son otros ejemplos.

Consejos al hacer ejercicios

Si tiene problemas de salud, como problemas cardíacos, alta presión sanguínea, diabetes u obesidad, o si es mayor de 60 años de edad, consulte con su médico antes de comenzar un programa regular de ejercicios, pero busque un médico experto en preparación física. La meta óptima es hacer ejercicios durante 30 minutos por lo menos tres veces a la semana.

Préstele atención a su cuerpo. Al comenzar una rutina de ejercicios es posible que sienta al principio algo de dolor y malestar en los músculos; son las "agujetas", el síntoma de que ciertamente estaba en una mala forma física. Pero no se preocupe, pues aunque duelen bastante desaparecerán cuando vuelva a moverse de nuevo. Tumbado en la cama, por supuesto, no le desaparecerán nunca. Sin embargo, en ocasiones esos alfileres que se clavan en sus músculos pueden ser la señal de que se ha esforzado demasiado y que necesita ir más despacio. ¿Tiene que competir o ganar algún trofeo este fin de semana? Puesto que no es así, tómese las cosas con calma y no trate de recuperar en dos días una forma física que se perdió hace años.

Si tiene osteoporosis, es importante que consulte a su médico para ver qué actividades son seguras para usted. Si tiene baja densidad ósea, los expertos recomiendan que se proteja la espina dorsal evitando ejercicios o actividades que la flexionen, doblen o tuerzan. Además, debe evitar ejercicios de mucho impacto para reducir el riesgo de fracturarse un hueso. También es posible que deba consultar a un especialista en ejercicios para aprender cómo progresar debidamente en sus actividades, cómo estirar y fortalecer sus músculos de manera segura, y cómo corregir los malos hábitos de postura. Un especialista en preparación física debe tener un título en fisiología de ejercicios, educación física, fisioterapia o una especialidad similar. Asegúrese de preguntarle si está familiarizado con las necesidades especiales de pacientes con osteoporosis.

Estiramientos

La flexibilidad es la cualidad motriz que se emplea para mover las articulaciones y gracias a ella podemos desplazarnos, flexionarnos, mantener el equilibrio, caminar erguidos y efectuar los movimientos musculares. Una alteración en cualquiera de sus funciones puede producir ineludiblemente una disminución en el rendimiento físico a corto o largo plazo.

Mientras que los niños habitualmente no tienen problemas articulares, salvo patologías concretas, los adultos, sin embargo, al tener menos espacio intra-articular, (algunos carecen en absoluto de él, especialmente los que sufren enfermedades reumáticas), presentan problemas más serios y más difíciles de solucionar.

La elasticidad, unida invariablemente a la flexibilidad, es la capacidad para estirarse de los tendones, músculos y ligamentos durante un período de tiempo, para posteriormente acortarse y contraerse. Los cambios rápidos del movimiento articular y la amplitud del movimiento, dependen y son amortiguados esencialmente por la elasticidad. Por tanto, una persona puede acusar dolores y deformaciones articulares y óseas más por problemas de elasticidad que óseos, pues todo el sistema esquelético depende básicamente del buen estado de los tendones, músculos y ligamentos.

Esencialmente, con la edad las deformaciones articulares y óseas provienen de la pérdida de elasticidad de todos los tejidos de sostén, no solamente por el endurecimiento propio del envejecimiento, sino, mayormente, por la pérdida de la elasticidad. Este factor, no obstante, puede restablecerse de nuevo con sencillos ejercicios y manipulaciones, consiguiéndose en poco tiempo recuperar la estatura, el porte erguido y el espacio articular, con lo que se mejorarán la mayoría de los problemas artrósicos o vertebrales.

La elongación es el estiramiento forzado de los músculos y los tendones, lográndose normalmente gracias a la ayuda de un compañero o mediante posturas adecuadas mantenidas un tiempo prudencial.

Recomendaciones

La mejor terapia es el ejercicio físico adecuado a cada persona. Y es que la actividad física moderada, lenta y con ejercicios frecuentes de estiramiento, ejerce una influencia fundamental en la homeostasis (autorregulación) ósea. El estímulo mecánico del hueso se traduce en la orientación de las fibras colágenas y en la actividad de los osteoblastos, lo que condiciona el fortalecimiento del hueso. También parece seguro que el hueso pierde la capacidad de seguir formándose en ausencia de ejercicio físico variado y continuado, por lo que no hay posibilidad de evitar esta enfermedad ni de curarla sin un plan de musculación y estiramientos adecuados.

En cuanto a ejercicios es importante resaltar las siguientes recomendaciones:

1. Nunca se agote. El ejercicio debe ser placentero, no un sufrimiento.
2. No se marque un tiempo mínimo ni máximo cada sesión, pues unos días necesitará más tiempo para notar beneficios y otros se agotará en los primeros minutos.
3. Nunca haga ejercicio si padece alguna enfermedad infecciosa.
4. No compita con nadie. El progreso es individual y lo único que le debe interesar es su salud, no la de su vecino.
5. Calce siempre un zapato deportivo adecuado, debidamente almohadillado y que sujete firmemente el tobillo.
6. Si hace calor disminuya su ritmo y no se olvide de beber abundante agua.
7. Camine o corra por terreno blando. Las aceras de las ciudades no son adecuadas para la salud de su columna o rodillas.

8. Tiene que efectuar ejercicios de estiramiento antes y al finalizar su entrenamiento.
9. Si le gustan los deportes, elija aquellos que no involucren competición. El Tai-chi, el método Pilates o la danza, son buenas alternativas.
10. Un entrenamiento suave con pesas o máquinas siempre le fortalecerá los músculos y, por tanto, la salud de sus huesos.

El baño caliente con cepillado y los masajes son también tratamiento necesario, al que deberíamos sumar la acupuntura y la reflexoterapia podal.

SOBRE LA COMIDA

Lo que come y no come tiene una influencia importante en la rapidez con que puede aliviar, revertir y, en última instancia, curar la osteoporosis. En pocas palabras, significa que cualquier alimento que viene de la naturaleza en su forma pura y cruda es saludable y todo lo que ha sido alterado o manipulado por el hombre es insalubre. El pescado es definitivamente superior por su contenido de omega-3.

También hay que comer frutas crudas (especialmente arándanos, ciruelas y manzanas) y vegetales (especialmente verduras de hoja verde y verduras de mar), junto con sanas semillas de omega-3 como semillas de lino, chia, semillas de sésamo y semillas de calabaza.

Naturalmente, todos los alimentos refinados y procesados y los alimentos basura están fuera. Los productos lácteos procesados también están en esta lista y deben evitarse completamente, pues es mentira que por su contenido en calcio sean buenos para la prevención de la osteoporosis. Si esto es cierto, ¿por qué Estados

Unidos, Australia y Gran Bretaña - 3 de los mayores consumidores de leche per cápita del mundo - también tienen las tasas más altas de osteoporosis en el mundo?

La pasteurización destruye las valiosas enzimas vivas que son necesarias para la absorción de calcio, por lo que es absorbible al 0%! La homogeneización también convierte la grasa en la leche tóxica y rancia. Como un sustituto de productos lácteos, es adecuado beber leche de almendras saludables, de coco de sésamo.
 Alimentos y bebidas que también se deben evitar:

Alcohol - El alcohol aumenta la inflamación y hace que el calcio sea lixiviado de los huesos.

Azúcar refinado y procesado - Causa inflamación crónica y empeora los síntomas de osteoporosis.

Bebidas azucaradas y bebidas dietéticas - El alto contenido de fósforo que se encuentra en los refrescos elimina el calcio de los huesos. El azúcar y los edulcorantes artificiales también aumentan la inflamación.

Carnes procesadas - Los altos niveles de sodio refinado en las carnes procesadas, en particular el nitrato de sodio, causan pérdida ósea (y cáncer).

Cafeína - La ingesta excesiva de cafeína extrae los minerales de los huesos.

TRATAMIENTO ESPECÍFICO DE LA OSTEOPOROSIS MASCULINA

Las recomendaciones generales anteriormente descritas son válidas tanto para hombres como para mujeres, y se sugiere una nutrición libre en lácteos, con aumento de los fosfolípidos y la vitamina D, ejercicio. Se sabe que con los años la fijación del calcio disminuye tanto en hombres como en mujeres especialmente después de los sesenta años, la parathormona aumenta y la respuesta tisular a sus acciones disminuye, al igual que disminuye los niveles de vitamina D. Los efectos benéficos de su suplementación en esta edad a pesar de ser debatidos últimamente se consideran necesarios en el tratamiento de la osteoporosis involucional.

El uso del flúor y aunque se trata de un mineral esencial en la formación del hueso, es controvertido por su efecto tóxico a nivel renal y neuronal. No obstante, el flúor orgánico presente en los alimentos no ofrece este inconveniente. La efectividad de la terapia de reemplazo androgénica en hombres con hipogonadismo es discutida como referente a sus beneficios en el hueso, pero se pueden utilizar los productos naturales como la DHAE y Pregnenolona. También serán necesarias dosis adicionales de ácido fólico y vitamina K2.

Insistimos en identificar factores de riesgo característicos en el hombre como la ingesta de alcohol y el tabaquismo para tomar medidas correctivas.

CAPÍTULO 8

OTRAS ENFERMEDADES QUE AFECTAN A LOS HUESOS

Osteomielitis

La osteomielitis postraumática y la osteomielitis procedente de un foco contiguo ocasionan combinaciones variables de dolor local, fístulas e inflamación de partes blandas o abscesos que cubren el hueso afectado. No suele haber fiebre, y el recuento leucocitario y la velocidad de sedimentación eritrocitaria generalmente son normales. En pacientes con prótesis ortopédicas infectadas, es típico que haya dolor persistente y aflojamiento del dispositivo. Las alteraciones radiológicas en estas formas de osteomielitis incluyen destrucción ósea con formación de áreas transparentes. La inyección de material de contraste en la fístula puede delimitar la localización y la extensión de la infección. En una prótesis infectada se pueden observar los signos radiográficos de aflojamiento.

Si fracasa el tratamiento de la osteomielitis aguda, puede desarrollarse una osteomielitis crónica, que generalmente ocasiona dolor óseo episódico, drenaje intermitente o persistente por las fístulas o infecciones de las partes blandas que rodean al hueso. Las exacerbaciones agudas de dolor y el desarrollo de abscesos subcutáneos se producen cuando el cierre de las fístulas obstruye el drenaje.

Osteomalacia

Se refiere al ablandamiento de los huesos debido a una mineralización ósea defectuosa, y que en los niños se conoce como raquitismo. Se manifiesta con dolor difuso en el cuerpo, debilidad muscular, y fragilidad ósea, así como con dolores y molestias en la zona lumbar y la región de los muslos, extendiéndose después a los brazos y las costillas. Los músculos proximales son débiles, y hay dificultad para subir escaleras y ponerse en cuclillas. La mayoría de las veces, sólo se revela por la presión o golpes.

Una causa común de la enfermedad es una deficiencia de la vitamina D que normalmente se obtiene de la dieta y/o la exposición a la luz solar. El uso reiterado de los protectores solares está ocasionando un aumento de esta enfermedad.

Muchos de los efectos de la enfermedad se solapan o se confunde con la osteoporosis, pero las dos enfermedades son muy diferentes. La osteomalacia es específicamente un defecto en la mineralización de la proteína conocida como osteoide causada por falta de vitamina D o déficit en la metabolización del calcio alimenticio.

Otras causas son: nutrición continuada, generalmente por el deseo de mantener un bajo peso corporal, síndrome de malaabsorción, insuficiencia renal, enfermedad celíaca.

Osteopenia

Se trata de una disminución en la densidad mineral ósea que puede ser una alteración previa a la osteoporosis. Sin embargo, no todas las personas diagnosticadas con osteopenia desarrollarán osteoporosis. La pérdida de los estrógenos es una de las causas, aunque también debe ir unida a falta de ejercicio, exceso de consumo de alcohol, fumar o prolongado uso de medicación glucocorticoide.

Es un signo habitual en el envejecimiento, en contraste con la osteoporosis que se presenta solamente como una patología de la vejez.

Neoplasias de huesos y articulaciones

La presencia de dolor persistente o progresivo del tronco o las extremidades, especialmente si se acompaña de una masa, debe atribuirse a un tumor óseo mientras no se demuestre lo contrario. El problema más frecuente en el diagnóstico y el tratamiento de los tumores óseos es no haber sospechado su presencia. El tratamiento sintomático de un dolor articular o de una extremidad (incluso cuando la molestia sigue a un traumatismo) sin un diagnóstico radiológico antes del tratamiento puede motivar una situación trágica. Por lo tanto, es esencial sospechar la existencia de un tumor y solicitar radiografías antes de practicar una biopsia y realizar el tratamiento específico.

Los factores inmunológicos desempeñan un papel en el curso clínico de las lesiones malignas y se ha demostrado que existe una correlación entre el grado de depresión general de la respuesta inmunológica y la progresión clínica posterior de la enfermedad.

Determinados signos radiológicos permiten diferenciar las lesiones benignas de las malignas, pero ninguno de ellos es indiscutible. En adultos, los tumores óseos metastásicos son unas 20 veces más frecuentes que los tumores malignos primarios. Una vez descubierta la lesión ósea y ante la sospecha de una neoplasia, es necesario realizar un examen médico general.

Tumores óseos benignos

Los osteocondromas son los tumores óseos benignos más frecuentes y se presentan más a menudo entre los 10 y los 20 años y pueden ser únicos o múltiples. Cada osteocondroma está cubierto por un capuchón osteocartilaginoso. Puede existir una tendencia familiar a padecerlos de forma múltiple. Están situados centralmente dentro de un hueso (es decir, en la cavidad medular) y afectan más a menudo a personas de 10 a 30 años. En la radiografía aparecen como lesiones líticas, con áreas de calcificación puntiforme.

Otras formas benignas son el condroblastoma, los condromixofibromas y el osteoma osteoide que puede presentarse en cualquier hueso, pero es más frecuente en los huesos largos. El aspecto radiológico característico es una zona de radiotransparencia rodeada por una gran zona esclerótica.

Tumores óseos malignos

El osteosarcoma es el tumor óseo primario más frecuente después del mieloma y aunque es más habitual entre los 10 y los 20 años, puede presentarse a cualquier edad. Aproximadamente, la mitad de las lesiones se localizan en la región de la rodilla, pero pueden localizarse en cualquier hueso. Los síntomas habituales son el dolor y la presencia de una masa. Los signos radiológicos son muy variables, sin ningún aspecto característico, y el tumor puede ser predominantemente esclerótico o lítico.

Otras formas malignas son los fibrosarcomas que tienen las mismas características que los sarcomas osteógenos, los condrosarcomas, tumores malignos del cartílago, el tumor de Swing -un tumor óseo de células redondas radiosensibles-, y el linfoma óseo maligno que se describe como un tumor de células redondas pequeñas que afecta a adultos en cualquier hueso. El dolor y la tumefacción son los síntomas habituales, siendo frecuentes las fracturas. En la radiografía predomina la destrucción ósea.

Finalmente, el mieloma múltiple es un tumor de origen hematopoyético, y se trata de la neoplasia ósea más frecuente.

www.ingramcontent.com/pod-product-compliance
Lightning Source LLC
Chambersburg PA
CBHW060022210326
41520CB00009B/972